BELINDA MUNCH

FORSTÅ

Når vi adskiller kroppen fra sindet

og glemmer følelserne.

BELINDA MUNCH

FORSTÅ

Når vi adskiller kroppen fra sindet

og glemmer følelserne.

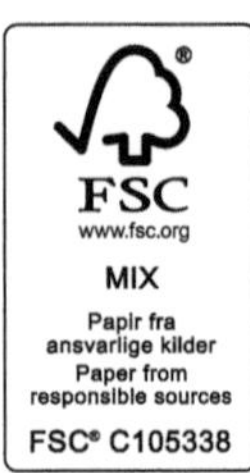

Forlag: BoD · Books on Demand, Strandvejen 100,
2900 Hellerup, bod@bod.dk

Tryk: Libri Plureos GmbH, Friedensallee 273,
22763 Hamborg, Tyskland

ISBN: 978-87-7145-611-0

En stor tak til alle, der har delt deres personlige fortællinger og bidraget til at gøre denne bog mulig.

Indhold

Forord

I mange år har vi forsøgt at forstå menneskets lidelser ud fra én dominerende tilgang ad gangen – enten det biologiske, det psykiske eller det sociale. Men mennesket er mere end summen af symptomer, diagnoser og teorier. Vi er hele væsener, formet af vores oplevelser, vores relationer og vores indre liv – og det er her, nøglen til sand healing ofte gemmer sig.

Gennem tiden er mange idéer blevet præsenteret som sandheder: At vinterbadere, militærnægtere og råkostspisere blev set som personlighedsforstyrrede. At astma var hysteri. At spædbørn ikke føler smerte. Det er let at tage afstand fra fortidens fejlslutninger, men måske er det vigtigere at spørge: Hvad tager vi selv for givet i dag?

Hvad nu, hvis vores symptomer ikke blot er fejl, men budbringere? Hvad hvis kroppen taler et sprog, vi endnu ikke har lært fuldt ud at forstå? Og hvad hvis healing – ægte, dybdegående healing – handler mindre om at rette på noget forkert, og mere om at lytte til det, der forsøger at blive hørt?

Siden 2009 har jeg arbejdet med mennesker i alle aldre og livssituationer – og gang på gang oplevet, hvordan kroppen forandrer sig, når undertrykte følelser får lov at blive mødt og forløst. Ofte sker de største forandringer, ikke når vi "fikser" noget, men når vi forbinder os med os selv igen. Når vi tør lytte til det, vi har ignoreret – og give os selv lov til at heale.

Denne bog er ikke en lærebog i medicin eller psykologi. Den er en invitation til at forstå dig selv på en ny måde. Til at se kroppen, sindet og følelserne som én helhed. Den er baseret på erfaring, ikke dogmer – og den er fyldt med eksempler, cases og øvelser, der kan vække noget i dig.

Jeg håber, at du vil læse med et åbent hjerte. Ikke for at finde svar på alt, men for at genopdage den visdom, du allerede bærer.

Må den vække noget i dig, der minder dig om, hvem du i virkeligheden er.

God læselyst

Belinda Munch

Del 1

Kroppens visdom

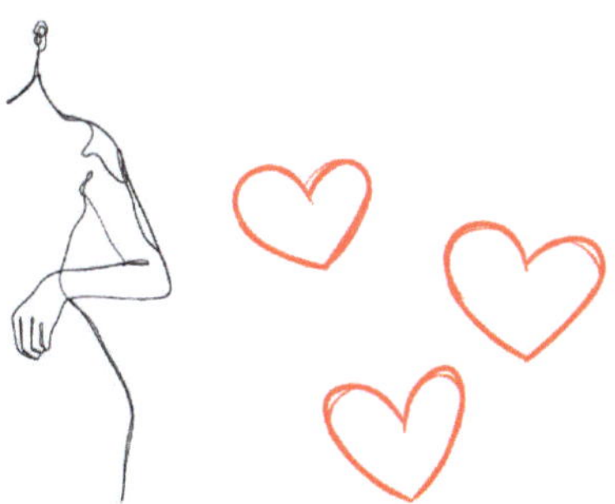

Kapitel 1

*"Ar af et traume er usynlige for verden,
men mærkes dybt i sjælen.
Healing begynder, når vi giver dem plads til at blive set."*

Hvad er et traume?

Et traume er ikke blot en ubehagelig oplevelse – det er et dybt sår, der sætter sig i både sind og krop, ofte usynligt for omverdenen, men med dybe og vedvarende eftervirkninger for den, der bærer det. Det opstår, når vi udsættes for noget, der overskrider vores evne til at håndtere, bearbejde eller forstå det, vi oplever.

Derfor er det vigtigt at forstå: traumer handler ikke kun om selve begivenheden, men om hvordan den opleves *indeni*. To personer kan være i samme situation, men deres indre verden vil reagere forskelligt. Det er den subjektive oplevelse – følelsen af at være hjælpeløs, overvældet eller truet – der afgør, om noget bliver traumatiserende.

Hvordan opstår et traume?

Traumer opstår, når vores nervesystem overbelastes, og vi ikke får mulighed for at bearbejde det, vi har været igennem. Det kan være en enkeltstående hændelse – som et trafikuheld eller tabet af en nærtstående – men det kan også være noget, der sker gentagne gange over tid, som fx mobning, vold eller følelsesmæssig forsømmelse.

Her er nogle former for traumer, som ofte nævnes:

1. Akutte traumer

Opleves som en pludselig, overvældende begivenhed. Eksempler:

- Bilulykker
- Voldelige overfald
- Naturkatastrofer
- Et uventet dødsfald i familien

2. Kroniske traumer

Opstår, når man gentagne gange eller over længere tid udsættes for belastende oplevelser, som fx:

- Vold i hjemmet

- Mobning eller psykisk nedbrydning

- Seksuelt misbrug

- Langvarigt omsorgssvigt

3. Komplekse traumer

Udvikles ofte i barndommen og handler om vedvarende svigt eller overgreb – især når det kommer fra personer, vi burde kunne stole på. Denne type traume påvirker udviklingen af personlighed, tillid og evnen til følelsesregulering.

Hvordan påvirker traumer os?

Når vi står over for fare eller følelsesmæssig overbelastning, aktiveres vores overlevelsessystem: *kamp, flugt, frys eller underkastelse*. Dette er automatiske reaktioner, som har sikret menneskehedens overlevelse i millioner af år. Men når disse systemer bliver fastlåste – når kroppen tror, vi stadig er i fare, længe efter det farlige er ovre – begynder det at skabe problemer i vores hverdag.

De fire mest almindelige traumeresponser er:

1. Kamp (Fight)

Vi forsøger at beskytte os selv ved at blive konfronterende.
Typiske reaktioner: vrede, irritabilitet, kontrolbehov, fysisk spænding.

2. Flugt (Flight)

Vi flygter – fysisk, mentalt eller følelsesmæssigt – fra det ubehagelige.
Typiske reaktioner: rastløshed, overarbejde, angst, undgåelse.

3. Frys (Freeze)

Vi bliver handlingslammede, som om vi "fryser" fast i tiden.
Typiske reaktioner: følelsesløshed, dissociation, stilstand.

4. Underkastelse/Behag (Fawn)

Vi forsøger at skabe tryghed ved at gøre os selv usynlige eller overtilpassede.
Typiske reaktioner: overdreven eftergivenhed, svært ved at sætte grænser, frygt for konflikt.

Eksempler på traumeresponser i praksis

At forstå disse reaktioner i praksis kan give os indsigt i os selv og andre:

- **Kamp**: Den tidligere mobbede, som reagerer med vrede, når nogen kritiserer dem.

- **Flugt**: Personen, der aldrig stopper op – altid på farten for ikke at mærke indad.

- **Frys**: Kvinden, der i en intim situation bliver følelsesløs, fordi hendes krop husker gamle overgreb.

- **Fawn**: Den voksne, som ikke kan sige nej – som altid forsøger at være den flinke, for ikke at vække ubehag hos andre.

Disse mønstre er ikke bevidste valg. De er strategier, vores nervesystem engang udviklede for at overleve.

Hvordan lagres et traume i kroppen?

Traumer bliver ikke kun til minder – de sætter sig i vores krop. Når et traume ikke bliver bearbejdet, kan det lagre sig som en fysisk og følelsesmæssig tilstand. Kroppen reagerer, som om faren stadig er til stede – selv mange år efter.

1. Hjernen og traumer

- **Amygdala** bliver overaktiv og ser fare overalt.

- **Hippocampus** får problemer med at placere oplevelsen i tid og rum – det føles stadig som "nu".

- **Præfrontal kortex** (rationel tænkning) sættes på pause – det bliver svært at berolige sig selv eller tænke klart.

2. Kroppens hukommelse

- Muskler spænder, især omkring skuldre, kæbe, mave.

- Hormonsystemet forstyrres – kroppen overproducerer stresshormoner.

- Nervesystemet fastlåses i overlevelsesberedskab.

- Epigenetik viser, at traumer kan overføres til næste generation – en smerte, der går i arv.

Når kroppen husker, men sindet har glemt

En fastlåst traumerespons kan mærkes som:

- **Fysiske symptomer**: hovedpine, søvnbesvær, mavepro-blemer, kroniske smerter.

- **Emotionelle reaktioner**: angst, følelsesmæssig fladhed, panikanfald.

- **Adfærd**: undgåelse, kontrolbehov, afhængighed, perfektio-nisme.

Selv om personen ikke altid husker traumet bevidst, vil kroppen re-agere, som om det sker *nu*.

Når vi undgår det, vi frygter

Undgåelsesadfærd er en af de mest almindelige eftervirkninger af traumer. Det kan være:

- Social tilbagetrækning

- Behov for kontrol

- Overpræstation

- Brug af alkohol, mad eller skærm for at dæmpe indre uro

Triggerne, der aktiverer gamle traumer, kan være subtile: en stem-ning, en tone, en lugt. Pludselig er hele systemet i alarm, uden at personen selv forstår hvorfor.

Refleksionsspørgsmål

- Hvilken traumerespons genkender du mest hos dig selv?

- Hvornår har din krop reageret stærkere end dit hoved?

- Har du oplevet en fysisk reaktion på en følelsesmæssig situation?

Øvelse: Find tryghed i kroppen

1. Find et roligt sted. Sæt dig, luk øjnene.

2. Mærk kroppen: Hvor føles der uro? Hvor er der ro?

3. Læg hånden på det sted, der føles trygt – og træk vejret roligt dertil i ét minut.

Kroppen ved mere, end vi tror. Når vi lærer at lytte til den, starter rejsen mod healing.

Kapitel 2

"Det bevidste sind styrer vores valg,
men det ubevidste sind former vores skæbne."

Det bevidste og det ubevidste sind

Menneskets sind kan sammenlignes med et isbjerg. Det, vi ser over overfladen – det bevidste sind – udgør kun en lille del af det samlede billede. Under overfladen gemmer der sig en langt større, dybere og mere indflydelsesrig verden: det ubevidste sind.

Videnskaben vurderer, at vores bevidste sind kun er aktivt omkring **5 % af dagen**, mens det ubevidste tager sig af resten – **95 %**. Det betyder, at det meste af det, vi tænker, føler og handler på, udspringer af noget, vi ikke er bevidste om.

Det bevidste sind – vores overfladebevidsthed

Det bevidste sind er den del af os, der tænker logisk, analyserer og træffer daglige beslutninger. Det er her, vi reflekterer, planlægger og former vores selvopfattelse. Når vi lærer noget nyt eller er opmærksomme i nuet, er det det bevidste sind, der er i spil.

Men det bevidste sind er begrænset. Det kan kun håndtere omkring syv informationsdele ad gangen – som små mentale "post-it-noter", der hurtigt mister deres plads. Derfor tror vi ofte, at vi vælger frit, selvom mange af vores beslutninger i virkeligheden er drevet af dybere, ubevidste mønstre.

Det ubevidste sind – beskytteren i skyggen

Det ubevidste sind fungerer som en enorm indre database. Her gemmes alt, vi har set, hørt, mærket, smagt og oplevet – lige fra fosterlivet til i dag. Det er også her vores vaner, instinkter, traumer og dybeste overbevisninger bor.

Det ubevidste sind forsøger ikke at "analysere" – det beskytter. Når vi oplever smerte eller frygt, lagrer det oplevelsen og forsøger

at skabe strategier, som kan beskytte os mod at mærke det igen.
Men disse strategier – som f.eks. at undgå intimitet, være konstant
på vagt, eller altid skulle præstere – kan på sigt låse os fast i møn-
stre, der ikke længere tjener os.

Sindets magt over adfærd

Hver gang vi forestiller os noget – bevidst eller ubevidst – skaber vi
indre billeder, lyde, fornemmelser og stemninger. Disse mentale
forestillinger påvirker vores følelser og fysiske reaktioner – og der-
med også vores handlinger.

Mens det bevidste sind forsøger at forstå med ord og logik, reage-
rer det ubevidste på *stemninger* og *oplevelser*. Det handler ikke
om, hvad vi "ved", men hvad vi *føler*. Derfor kan ændring ske hur-
tigst, når vi arbejder med sindet gennem oplevelse – som fx via
hypnose, visualisering eller traumehealing – frem for ren logisk
tænkning.

Eksempel: Den irrationelle frygt

Forestil dig en voksen mand, som får ubehag, hver gang han ser
en stor hund. Han *ved* godt, at hunde generelt er venlige, og at si-
tuationen er ufarlig. Alligevel reagerer hans krop med anspændt-
hed og stress.

I hans ubevidste sind findes et barndomsminde: en stor, gøende
hund sprang op ad ham og forskrækkede ham voldsomt. Selvom
han ikke blev fysisk skadet, blev følelsen af angst og chok lagret
dybt i nervesystemet. Det ubevidste sind konkluderede: "Store
hunde er farlige." Nu – år senere – reagerer hans krop stadig, som
om den trussel er reel.

Når gamle oplevelser former nutiden: Annas historie

Solen skinnede, fuglene sang, og duften af nyslået græs lå som et blødt tæppe over landsbyen, den dag Anna gik sin sædvanlige formiddagstur. Alt var roligt, let og lyst.

Men idyllen blev brat revet væk, da to biler kolliderede få meter fra hende. Et øredøvende brag, skrig, knasende metal – og hendes krop frøs. I et splitsekund blev hendes nervesystem overvældet. Hjertet galopperede, vejrtrækningen blev flad, og hendes krop gik i chok.

Alt – lydene, synsindtrykkene, stemningerne, og ikke mindst duften af nyslået græs – blev lagret i hendes ubevidste sind. Ikke som en fortælling med begyndelse og slutning, men som en kropslig hukommelse. En usynlig alarm, parat til at gå af.

Måneder senere begyndte Anna at opleve "græsallergi". Hendes øjne kløede, næsen løb, og hun fik trykken for brystet, når hun gik gennem parker. Men medicin hjalp kun lidt.

Det viste sig, at hendes krop ikke reagerede på græsset, men på den *minde-oplevelse*, som hendes ubevidste sind forbandt med faren. Lugten havde ubevidst aktiveret den samme stressrespons fra ulykkesdagen.

Først da Anna kom i traumehealing og nænsomt genbesøgte det fastlåste chok, begyndte hendes krop at forstå, at hun var i sikkerhed. Da nervesystemet fik mulighed for at "omskrive" historien, forsvandt symptomerne.

Refleksionsspørgsmål

- Hvilket mønster i dit liv gentager sig – og hvad tror du ligger bag?

- Hvordan ville dit liv se ud, hvis du ændrede én grundlæggende tanke om dig selv?

Øvelse: *Hvilke tanker tænker dig?*

1. Sæt dig i ro i fem minutter og iagttag dine tanker uden at ændre dem.

2. Læg mærke til én tanke, der føles negativ eller begrænsende.

3. Skriv en ny tanke, som støtter dig. Fx: *"Jeg gør mit bedste, og det er nok."*

Sindet er formbart. Og når vi bevidst vælger vores tanker – og tillader os at mærke dem – vælger vi også den vej, vi vil gå.

Kapitel 3

*"Man kan tale sig ind i et traume,
men forståelse og forløsning er nøglen til at komme fri af det."*

Kan man tale og forstå sig ud af et traume?

"Du kan ikke tænke dig ud af noget, du blev følt ind i. Men du kan føle dig fri."

Vi lever i en kultur, hvor vi ofte forsøger at *tale* os til indsigt og *tænke* os ud af problemer. Og det giver mening – sproget er vores primære redskab til at forstå og bearbejde verden. Men når det kommer til traumer, rækker sproget ofte ikke dybt nok.

En udbredt misforståelse er, at man kan tale sig fri af et traume alene gennem samtaleterapi. Samtale kan være et vigtigt første skridt – det skaber forståelse, bevidsthed og forbindelse. Men det er sjældent nok i sig selv. For traumer bor ikke kun i ord – de bor i kroppen, i nervesystemet og i de ubevidste lag af sindet.

Når logikken ikke er nok

Forestil dig den voksne mand med hundefobi. Han *ved* rationelt, at hunden foran ham ikke er farlig. Han *forstår*, at frygten ikke er logisk. Men alligevel reagerer hans krop – hans hjerte banker hurtigere, skuldrene spænder, og åndedrættet bliver kort. Det er ikke hans tænkning, der styrer – det er en dyb, ubevidst refleks.

Denne refleks er ikke "forkert". Den er en gammel overlevelsesstrategi. En reaktion fra et tidspunkt, hvor hans nervesystem oplevede fare og besluttede: "Store hunde = fare." Uanset hvor mange gange han forklarer sig selv, at det ikke passer, vil kroppen fortsætte med at reagere – indtil den lærer noget nyt.

Healing kræver flere niveauer

For at heale et traume må vi arbejde på flere niveauer – ikke kun med sindet, men med hele vores væsen. Først da kan vi skabe ægte transformation:

1. Bevidst forståelse

Via samtaleterapi kan vi sætte ord på oplevelser, skabe klarhed og begynde at se sammenhænge.

2. Emotionel forløsning

Vi må tillade følelserne at komme frem. Ikke analysere dem væk, men *mærke dem* og lade dem bevæge sig igennem os – som en bølge, der må have lov at skylle i land, før den trækker sig tilbage.

3. Kropsligt arbejde

Fordi traumer sætter sig i kroppen, er det nødvendigt at komme ned i kroppen og mærke hvor sansningerne og eventuelle smerter er, for at kunne frigøre fastlåste spændinger.

4. Gentagelse af nye erfaringer

Det ubevidste sind lærer gennem oplevelse og gentagelse. Derfor er det healende at skabe nye erfaringer, hvor man i trygge rammer mærker, at man er sikker – og dermed skriver en ny sandhed ind i nervesystemet.

Samtale alene er sjældent nok

Samtaleterapi kan hjælpe os med at *forstå* vores traumer, men forståelse alene ændrer ikke nødvendigvis vores automatiske reaktioner. Hvis kroppen stadig tror, vi er i fare, vil den fortsætte med at reagere – selv hvis hovedet siger "der er ingen grund til panik".

Ægte healing sker, når både sind, følelser og krop er med i processen. Når vi skaber kontakt til det hele menneske – ikke kun vores tanker, men også vores sansninger, vores nervesystem og vores følelsesmæssige hukommelse.

Sårmetaforen – At heale i stedet for at ignorere

I metakognitiv terapi bruges ofte sårmetaforen:

Hvis du bliver ved med at pille i et sår, vil det aldrig få mulighed for at heale.

Det samme gælder for vores tanker – hvis vi konstant kredser om bekymringer, grublerier og negative oplevelser, kan vi blive fanget i en spiral af stress, angst eller depression. Tanken er at lade såret/tankerne være, ikke give det opmærksomhed, så vil såret dermed heales af sig selv. Ligesom kroppen er selv healende er sindet også selvregulerende.

Men hvad nu, hvis det ikke er en almindelig tanke – men et dybt sår fra fortiden?

Et traume er ikke en tanke, du kan vælge at ignorere. Det er en oplevelse, der har sat sig som aftryk i din krop og dit nervesystem. Hvis såret aldrig er blevet renset og forløst, vil det fortsat sende signaler – selv længe efter, du tror, du er kommet videre.

Kroppen husker, selv når sindet glemmer

Du kan forsøge at "ignorere dine tanker".
Men kroppen *vil huske*.
En lyd, en lugt, et blik – og du er tilbage i en følelse, du troede, du
havde lagt bag dig.

Det er ikke, fordi du er svag.
Det er, fordi du er menneske.
Og fordi din krop har passet på dig, også når du ikke vidste det.

Fra gentagelse til forvandling

Det handler ikke om at *pille i et sår*. Det handler om at rense det,
heale det og give det plads til at lukke sig på en sund måde.

Når vi tør mærke det, vi har undgået, og møde det med nænsom-
hed og tryghed, sker der noget magisk:
Det, der har gjort ondt, begynder at løsne sit greb.
Det, vi troede ville overmande os, bliver til noget, vi kan rumme.
Vi går fra overlevelse til nærvær.
Fra gentagelse til forvandling.

*"Når kroppen får lov at tale,
fortæller den alt det,
sindet har glemt."*

Refleksionsspørgsmål

- Hvornår har du talt om noget, uden rigtigt at mærke det?

- Er der en fortælling om din fortid, du har gentaget så mange gange, at den er blevet en del af din identitet?

- Hvad kunne det betyde for dig at *føle* det hele – og *heale* det, du føler?

Øvelse: Ord & krop

1. Skriv en svær oplevelse eller et minde ned på papir – kort eller langt.

2. Læs det højt for dig selv.

3. Læg mærke til, hvordan din krop reagerer – spændinger, kulde, varme, uro.

4. Læg hånden der, hvor du mærker noget – og træk vejret roligt til det sted i ét minut.

Sproget skaber forståelse – men kroppen skaber forløsning.
Når begge får plads, kan vi skabe ægte healing.

Kapitel 4

*"Tanker er vind, der farer gennem sindet –
flygtige og foranderlige.
Følelser er havet, dybt og uforudsigeligt,
hvor tankerne kaster deres skygger."*

Hvad er en tanke?

En tanke er som et elektrisk gisp i hjernen – en mental gnist, skabt af komplekse impulser, der opstår, når neuroner taler sammen i deres tyste, men uendeligt kraftfulde sprog. De kan være flygtige og næsten usynlige, som en brise, eller de kan komme som storme og sætte gang i hele vores indre landskab.

Set med neurovidenskabelige briller er tanker resultatet af elektriske impulser og kemiske signaler, som transmitteres mellem milliarder af nerveceller i hjernen. Disse impulser skaber netværk – og det er i disse netværk, vores virkelighed formes.

Vi tænker konstant. Forskning peger på, at vi har mellem **60.000 og 80.000 tanker hver eneste dag**. Mange af disse tanker er gentagelser – automatiske, vane baserede, ofte ubevidste. Andre opstår spontant i mødet med verden og giver os nye perspektiver, indsigter og kreative idéer. Nogle er stemningsbårne, nogle rationelle. Nogle beskytter os. Andre begrænser os.

Tankens oprindelse og natur

Tanker opstår i et dynamisk samspil mellem vores indre og ydre virkelighed. De formes af vores erfaringer, følelser, sanser og underbevidste lag. Vores opvækst, kultur, miljø og traumer sætter spor, som præger vores tankemønstre – ofte uden at vi ved det.

Selvom vi tror, vi tænker frit, er meget af vores tankestrøm faktisk automatisk. Den er programmeret af det, vi har været igennem, og det, vi har lært at tro om os selv og verden.

Men – her ligger en vigtig nøgle:
Vi *kan* træne os i at observere og justere vores tanker. Ikke for at kontrollere dem fuldstændigt, men for at vælge, hvilke tanker vi ønsker at engagere os i.

Teknikker som **mindfulness, meditation, metakognitiv terapi** og **kognitiv adfærdsterapi** hjælper os med netop dette: at opdage tankerne, uden nødvendigvis at tro på dem.

Tankens kraft – og begrænsning

Tanker har stor indflydelse på vores følelsesliv. De kan puste til angst, forstærke glæde, nære vrede eller formørke håb. Men det er ikke *alle* tanker, der fortjener vores fulde opmærksomhed.

Tanker er ikke nødvendigvis sandheder. De er forslag. Forsøg. Reflekser.
De vil gerne *forklare*.
De vil gerne *forudsige*.
De vil gerne *løse*.
Men de vil sjældent *mærke*.

Derfor siger tanken ofte:

- "Det burde være ovre nu."

- "Der er ingen grund til at være ked af det."

- "Jeg burde kunne klare det her."

Men følelsen siger noget andet.

Hvad er en følelse – og hvorfor har vi dem?

Følelser er kroppens sprog. Hvor tanker flyver gennem hovedet, bor følelser i kroppen. De mærkes i hjertet, i maven, i huden, i åndedrættet. De fortæller os, hvordan vi har det – ikke bare hvad vi *tror*, men hvad vi *oplever*.

Følelser opstår som en reaktion på noget – en begivenhed, en tanke, en kropslig sansning. De er komplekse, sammensatte, ofte irrationelle – og samtidig helt nødvendige.

Vi har følelser, fordi vi er skabt til at mærke. Ikke kun for vores egen skyld, men for at kunne navigere i verden, reagere på fare, finde glæde, knytte os til andre og forstå os selv.

Følelsernes formål

Følelser er evolutionens geniale navigation:

1. **Overlevelse**
   Følelser som frygt og vrede har gennem årtusinder hjulpet os med at overleve. Frygt skærper vores sanser og får os til at undgå fare. Vrede kan give os styrke til at sætte grænser og beskytte os selv.

2. **Relationer**
   Følelser forbinder os med andre. De skaber empati, samhørighed, kærlighed og tillid. De giver os mulighed for at forstå hinanden uden ord.

3. **Selvindsigt**
   Når vi mærker, hvad vi føler, lærer vi, hvad der betyder noget for os. Følelser afslører vores behov, værdier og længsler – også dem, vi ikke selv er klar over endnu.

4. **Beslutningstagning**
   Vi tror, vi træffer beslutninger rationelt. Men følelser er for langt de flestes vedkommende altid med. De bygger på vores erfaringer og hjælper os med at vælge ud fra, hvad der føles trygt, vigtigt eller rigtigt.

Konsekvenserne af at undertrykke følelser

Selvom følelser er naturlige, lærer mange af os at holde dem nede. Vi får at vide, vi skal "tage os sammen", "komme videre", "ikke græde", "være stærke". Men følelser forsvinder ikke, fordi vi ignorerer dem. De går ikke i opløsning – de går i *dvale*. Og dvalen gør dem tungere.

"Følelser forsvinder ikke, fordi vi forstår dem.
De forløses, når vi mærker dem."

Når følelser undertrykkes, kan de sætte sig som:

- Uforklarlige fysiske symptomer

- Hovedpine, muskelspændinger, fordøjelsesbesvær

- Uro, søvnløshed, panik, tomhed

- En følelse af at være afkoblet fra sig selv

Kroppen bliver det sted, hvor tanker og følelser kolliderer. Den bliver beholderen for alt det, vi ikke vil mærke – og den bliver højttaleren, når vi ikke længere kan høre os selv.

Når følelser eksploderer

Følelser, der ignoreres for længe, ophober sig som tryk under hu-
den. En lille kommentar, en duft, et blik – og så kommer tårerne.
Eller vreden. Eller tomheden.

Ikke fordi du er *overfølsom*.
Men fordi du er menneske.
Og fordi noget i dig længes efter at blive hørt.

Følelsernes påvirkning på kroppen

Vores følelsesmæssige tilstande påvirker os ikke kun psykisk – de
ændrer bogstaveligt talt vores fysiologi. Eksempel:

- **Vrede** påvirker leveren

- **Sorg** knytter sig til lungerne

- **Bekymring** sætter sig i maven

- **Stress** slider på hjertet og hjernen

- **Frygt** belaster nyrerne

- **Kærlighed** styrker hele systemet

- **Latter** frigiver endorfiner og reducerer stress

- **Et smil** smitter – og løfter både dig og dem, der ser det

Kroppen er ikke en passiv skærm, der reflekterer følelser. Den *del-
tager*. Den *former*. Den *bærer*.

Følelser er nøglen til et autentisk liv

Når vi lærer at anerkende vores følelser i stedet for at afvise dem, begynder vi at leve mere ægte. Følelser er ikke forstyrrende – de er vejvisere. De peger os i retning af det, der betyder noget. Det, vi har brug for. Det, vi må slippe. Det, vi længes efter.

Tanker er sindets sprog.
Følelser er kroppens sprog.

Hvordan du tænker – og hvordan du føler –
skaber din tilstand af at være.

At skabe balance mellem hoved og hjerte – mellem tanke og følelse – er ikke bare ønskeligt. Det er nødvendigt. Det er her, vi finder os selv.

Refleksionsspørgsmål

- Hvornår har du tænkt én ting, men følt noget andet?

- Hvordan reagerer din krop, når du forsøger at undertrykke følelser?

- Hvad sker der, når du tillader både tanke og følelse at være til stede samtidig?

Øvelse: Tanke-Følelses-broen

1. Tænk på en situation, hvor du følte dig frustreret.

2. Skriv ned:

    o *Hvad tænkte jeg?*

    o *Hvad følte jeg?*

3. Læg mærke til kroppen:

    o *Hvor føles det?*

    o *Er der vrede, frygt, eller uro?*

4. Træk vejret roligt ind i det område.

5. Sig stille til dig selv:
   "Det er okay at føle sådan."

Når vi skaber bro mellem hoved og hjerte,
skaber vi indre fred.

Kapitel 5

"De, der tør dele deres historie,
bærer ikke kun deres egne ar med mod –
de lyser også vejen for andres healing."

At fortælle sin historie – og finde hjem i sig selv

Der findes modige mennesker, der har valgt at lade mørket i deres liv komme frem i lyset. Ikke for at få medlidenhed. Ikke for at gøre sig selv specielle. Men fordi de har erfaret, at det først er, når vi tør sætte ord på det, der gør ondt, at vi kan finde lindring og mening.

Historier har magt. Når vi tør sige dem højt, sker der noget i os – og i dem, der lytter. Et menneske, der tør dele sin sårbarhed, skaber et rum, hvor healing kan finde sted. Både for dem selv – og for alle, der genkender sig i fortællingen.

For mange kan det føles skamfuldt at tale om traumer, afhængighed, barndommens savn eller kropslig smerte. Men når vi tør dele det, der har gjort ondt, begynder noget i os at løsne sig. Vi bryder isolationen. Vi inviterer indlevelse og forståelse. Og vi begynder at omskrive vores liv fra noget, der *bare skete med os*, til noget, vi selv er med til at forme.

Følgende cases er dybt ærlige og rørende eksempler på netop dette: hvordan det at sætte ord på – og omskrive – sin historie kan blive begyndelsen på en ny virkelighed.

Case

Følgende case er fra en dansk dokumentar jeg så i TV for en del
år siden. Jeg husker desværre ikke, hvad programmet hed. Jeg
beskriver det kort efter min hukommelse.

Et traume, der ændrede alt

Den unge kvinde deltog i en festival, en tid der burde have været
fyldt med glæde, musik og fællesskab. Men i stedet blev den et
mareridt. Uden sin viden eller samtykke blev hun bedøvet med
stoffer – et såkaldt *drug rape*. Da hun vågnede, befandt hun sig i et
telt, hvor fem mænd var i færd med at gruppevoldtage hende. Hun
var i dyb smerte og kæmpede for at slippe fri, men kampen var
umulig at vinde.

Efter denne grusomme oplevelse blev intet det samme. Hver ene-
ste nat blev hun hjemsøgt af mareridt, hvor hun genoplevede over-
grebet igen og igen. Frygten, afmagten og smerten sad fast i
hende, og hendes hverdag blev en kamp mod søvnmangel, angst
og konstant uro. Hun modtog psykologhjælp, men at tale om trau-
met syntes ikke at mindske de natlige mareridt – de fortsatte med
at rive hende tilbage til den frygtelige nat i teltet.

En ny strategi – at ændre historien

På et tidspunkt valgte psykologen at skifte tilgang. I stedet for ude-
lukkende at bearbejde traumet gennem samtale, blev den unge
kvinde bedt om at *ændre sin oplevelse* – ikke i virkeligheden, men
i sit sind.

Opgaven var enkel, men kraftfuld: Hun skulle forestille sig, hvor-
dan begivenheden kunne være endt anderledes. Hvordan kunne
en anden version af historien se ud?

Hun lukkede øjnene og begyndte at fortælle:

"Jeg ligger i teltet, fastlåst af disse mænd, fanget og hjælpeløs. Men pludselig bliver teltdugen revet op. Ind træder min morfar – en stor og stærk mand. Han er rolig, men målrettet. Han kigger på de fem mænd, som om de blot er rotter, han kan smide væk. Én efter én griber han dem og smider dem ud af teltet. De er magtesløse over for ham. Jeg er fri. Min morfar tager mig i sine arme og fører mig væk fra stedet. Jeg kommer hjem til min familie, hvor der er tryghed, varme og kærlighed. Jeg er ikke alene."

Det var en simpel øvelse, men effekten var bemærkelsesværdig. Ved at ændre fortællingen om sin oplevelse begyndte kvindens mareridt at aftage. Fra at have været plaget hver nat, oplevede hun nu kun mareridt få gange om måneden.

Hvorfor virker det?

Hjernen skelner ikke altid skarpt mellem fantasi og virkelighed. Når vi forestiller os noget intenst nok, kan det skabe nye nervebaner i hjernen, som fortrænger de gamle, destruktive mønstre. Ved at omskrive sin historie gav kvinden sig selv en følelse af kontrol og en ny vej til at bearbejde sit traume.

Det, vi bevidst vælger at tænke på igen og igen, forankres gradvist i vores ubevidste sind. Vores hjerne er plastisk, hvilket betyder, at den konstant tilpasser sig nye input og erfaringer. Når kvinden gentagne gange forestillede sig en ny slutning på sit traume, begyndte hendes underbevidsthed at integrere denne alternative version af historien.

Det ubevidste sind fungerer ikke kritisk som det bevidste – det accepterer billeder, følelser og forestillinger uden nødvendigvis at vurdere, om de er sande eller ej. Derfor kan bevidst gentagne tanker og visualiseringer langsomt ændre vores dybeste opfattelser og reaktionsmønstre. Kvindens hjerne begyndte at associere hendes oplevelse med en følelse af redning og tryghed i stedet for ren frygt og hjælpeløshed.

Konklusion: Historien, vi fortæller os selv, former vores virkelighed

Denne case viser en utrolig vigtig pointe: Vores oplevelser defineres ikke kun af det, der faktisk skete, men også af hvordan vi husker og fortolker dem. Når en traumatisk begivenhed omskrives på en måde, der giver mere styrke og kontrol, kan det hjælpe med at reducere de psykiske eftervirkninger.

Selvfølgelig kan en omskrevet historie ikke ændre fortiden, men den kan ændre, hvordan vi bærer vores fortid med os. Den unge kvinde vil aldrig glemme, hvad der skete, men hun har fundet en vej til at leve med det – på sine egne præmisser.

Er det ikke fantastisk, hvordan sindet har evnen til at heale, når det får de rette redskaber?

Smerter i nakken – Når vi tillader andre at kaste deres frustrationer efter os

Sussie opsøgte healing for første gang. Hun arbejdede på et kontor, hvor arbejdsmiljøet til tider var præget af negativitet og frustrationer. For at afhjælpe de spændinger, som hendes arbejde medførte, gik hun regelmæssigt til massage, men hendes myoser i nakke og skuldre vendte altid tilbage.

Hun havde hørt godt om healing gennem bekendte og var nysgerrig efter at prøve det. Da hun lå på briksen, spurgte jeg hende, om der var steder i kroppen, der værkede eller føltes anderledes. Overraskende nok var det ikke nakken, men maven, der reagerede først. Sussie troede ellers, at hendes største problem sad i skuldrene og nakken, men kroppen afslørede noget andet.

Jeg beroligede hende med, at dette var helt normalt. Vi er ofte bevidste om de symptomer, vi føler dagligt, men kroppen gemmer på dybere lag af uforløste følelser. Når vi tillader os at lytte til kroppen uden forstyrrelser, kan den afsløre, hvad der virkelig ligger til grund for vores smerter.

At bære andres byrder

Mens vi arbejdede videre, begyndte en historie at folde sig ud. Sussie var vokset op i en familie, hvor hun som den ældste af tre søskende altid havde følt sig ansvarlig for at opretholde en god stemning i hjemmet. Hendes mor var dagplejemor og havde hænderne fulde, og hendes far havde et alkoholproblem.

I barndommen lærte Sussie hurtigt, at for at undgå konflikt måtte hun sikre, at alt var i orden – huset skulle være opryddet, maden skulle stå på bordet præcis kl. 18.00, og der måtte ikke være støj, når far kom hjem fra arbejde. Hvis noget ikke var, som det skulle være, blev hendes far vred.

Den strammende følelse i hendes mave var en utryghed, der havde sat sig fast i kroppen. Den bar på frygten for, at noget skulle gå galt, og at hun ikke kunne kontrollere det. Da vi arbejdede med følelsen, blev det tydeligt, at hendes indre barn stadig længtes efter den tryghed, som hendes mor ikke havde haft overskud til at give. Hun forestillede sig, hvordan hendes mor krammede hende og anerkendte hendes behov for at føle sig set og elsket. Langsomt begyndte utrygheden i maven at slippe, og en følelse af ro bredte sig i kroppen.

Men så skete der noget nyt. Pludselig dukkede en massiv smerte op i nakken.

Vrede, der sidder fast i kroppen

Da jeg spurgte hende, hvad hun følte i smerten, kom svaret prompte: *vrede!*

Hun var træt af altid at skulle lytte til andres klager og frustrationer. Det føltes som om, hun var en magnet for folks problemer, og hun magtede det ikke længere. Men samtidig følte hun sig magtesløs, fordi hun ikke kunne sige fra.

Jeg forklarede hende, at dette gav perfekt mening. Hendes underbevidsthed havde fra barnsben lært, at det var farligt at sige fra. Hvis hun ikke lod folk "snakke på" hende, kunne de blive vrede – og vrede var noget, hendes barndom havde lært hende at frygte. Så for at undgå konflikt havde hendes underbevidste sind fortsat dette mønster i voksenlivet.

Men samtidig var dette også en gave. Når vi oplever de samme problematikker igen og igen, er det ofte, fordi vores sjæl ønsker at ændre historien. Kroppen gør os opmærksom på, hvor vi skal bryde gamle mønstre, så vi kan skabe en ny virkelighed for os selv.

At ændre historien – og skabe en ny virkelighed

Vi arbejdede med en visualisering, hvor Sussie forestillede sig en dag på kontoret. Hun så for sig, hvordan hendes kollegaer endnu en gang begyndte at betro hende deres problemer. Med det samme mærkede hun vreden og spændingen i nakken.

Men denne gang ændrede hun historien. Hun forestillede sig, hvordan hun venligt men bestemt satte en grænse. Hvordan hun sagde: *"Jeg forstår, at du har det svært, men jeg har brug for at passe på mig selv i dag."* Da hun gjorde det, skete der noget bemærkelsesværdigt – smerten forsvandt, og en følelse af lethed og tryghed bredte sig i kroppen.

Hun var overrasket over, hvor tydeligt hendes krop reagerede på hendes tanker og følelser. Når hun accepterede at være en skraldespand for andres frustrationer, kom smerten tilbage. Når hun sagde fra og satte en grænse, forsvandt den.

At formulere det rigtige mål

Vi talte også om vigtigheden af at formulere sit mål positivt. Mange mennesker prøver at ændre deres virkelighed ved at sige: *"Jeg vil ikke være utryg."* Men hjernen forstår ikke ordet *ikke*. Den fokuserer på nøgleordet – *utryg*. Derfor er det vigtigt at sætte fokus på det, vi gerne vil have:

"Jeg vil være tryg."
"Jeg vil sætte sunde grænser."
"Jeg vælger at passe på mig selv."

Når vi formulerer vores ønsker på denne måde, kan det ubevidste sind arbejde med os i stedet for imod os.

En ny vane, en ny frihed

Over tid begyndte Sussie at implementere denne nye tilgang i sit liv. Hun lærte at mærke sin krop, når den advarede hende om, at hun var ved at falde tilbage i det gamle mønster. Hun øvede sig i at sige fra på en tryg måde – og oplevede, at folk faktisk respekterede det.

Vreden slap, nakken blev smertefri, utrygheden i maven forsvandt – og hun følte sig mere fri, modig og glad.

Når vi forstår, at vores krop ikke er imod os, men faktisk forsøger at kommunikere noget vigtigt, kan vi skabe dyb transformation. Det kræver blot, at vi lytter – og tør ændre historien.

Mine forældre elsker mig ikke

Karen følte sig som en fiasko, da hun kom til mig første gang. Hun var udmattet, havde stress, angst og depression, men paradoksalt nok kunne hun næsten ikke sove. Hendes tanker kørte i ring, og hendes krop var i konstant alarmberedskab. For nogle år siden var hun blevet udredt og havde fået diagnosen ADHD. Men det var ikke noget, hendes familie forstod.

Da jeg spurgte ind til, om hun tidligere havde haft følelsen af ikke at blive forstået, blev hun stille. Efter en lille pause begyndte hun at fortælle.

Karen havde i hele sin barndom følt, at hun enten var blevet adopteret eller var født i den forkerte familie. For det var helt tydeligt for hende, at hendes forældre ikke elskede hende.

Så langt tilbage hun kunne huske, havde de altid været vrede og ekstremt disciplinerende. Hun var aldrig blevet slået, men hun blev ofte sendt på sit værelse, med beskeden: *"Her kan du sidde og tænke dig om."*

Og hun tænkte og tænkte. Men hun vidste ofte ikke engang, hvad hun havde gjort forkert. Hun forstod blot, at det måtte være slemt, for hendes far råbte, og hendes mor så rasende ud. Når hun endelig måtte komme ud fra værelset igen, blev hun ignoreret. Hverken hendes mor eller far kiggede på hende, og de talte ikke til hende. Det værste var ikke engang vreden – det var stilheden. At blive gjort usynlig.

Denne tavshed skabte en dyb skyldfølelse i Karen. Hun følte sig forkert, men hun vidste ikke hvorfor.

Den skjulte strategi for at få kærlighed

Karen elskede at tegne og male. Hun kunne fordybe sig i sine kreative projekter i timevis, og det gjorde hende glad. Men hendes forældre så ingen værdi i det. De mente, at hun burde bruge sin tid på studier, så hun kunne få en ordentlig uddannelse og et velbetalt job – ligesom dem.

Hun opdagede hurtigt, at de kun viste anerkendelse, når hun fik gode karakterer. Når hun kom hjem med topkarakterer, var de pludselig glade og stolte. Hun lærte derfor at undertrykke sin kreative længsel og i stedet fokusere på at præstere.

Det virkede. Hendes forældre var tilfredse, når hun arbejdede hårdt og fik gode resultater. Så hun fortsatte. Hun fulgte den lige vej til en høj uddannelse og et prestigefyldt job. Hun knoklede – hele tiden.

Men en dag sagde hendes krop stop.

Når kroppen ikke kan mere

Pludselig kom der følelser frem, som hun ikke kunne ignorere. Hendes krop virkede ikke, som den plejede. Hun var konstant udmattet, men alligevel rastløs. Hun havde svært ved at koncentrere sig, og det føltes, som om hendes hjerne var på overarbejde.

Karen var fanget i den samme ubevidste strategi, som hun havde haft siden barndommen: *For at få kærlighed og anerkendelse, måtte hun arbejde hårdt og præstere perfekt.*

Men det var ikke sundt for hende. Hun var ikke glad. Hun gjorde det ikke for sin egen skyld – hun gjorde det for at blive elsket.

Vi talte om den skyldfølelse, der styrede hende. Hun var altid blevet opdraget til at tilpasse sig forældrenes forventninger, og det var skyldfølelsen, der holdt hende fast.

Men hvad havde hun egentlig brug for i stedet?

At ændre historien

Karen var skeptisk over for traumehealing. Hun troede ikke, det ville virke, fordi hun ikke kunne forbinde sig med sine følelser.

Men det kunne hun.

Hun forestillede sig en helt ny historie – den barndom, hun havde haft brug for. Hun så for sig, hvordan hendes forældre elskede hende, som hun var. Hvordan de anerkendte hendes kreativitet og støttede hende i at følge sin passion. Hun kunne ikke bare se det – hun kunne føle det.

Som hypnoterapeut ved jeg, at det rationelle sind altid søger fakta, men det ubevidste sind tager imod information uden filter og lagrer det som sandhed. Når vi arbejder direkte med det ubevidste, kan vi skabe nye, healende oplevelser, som kroppen og sindet accepterer.

ADHD, stress og et slidt nervesystem

Karen havde altid fået at vide, at hun var *for meget*. At hun var for urolig, for sensitiv, for anderledes.

Men hendes ADHD kunne meget vel have rod i hendes barndoms miljø. Når et barn oplever at blive råbt ad, ignoreret og sendt i isolation uden forklaring, udvikler nervesystemet en overaktiv alarmtilstand.

Hendes hjerne havde lært at være konstant på vagt for at sikre, at alt var trygt. Det havde skabt en mental *motorvej* af hyperaktivitet, hvor hendes system aldrig kunne finde ro.

Hendes krop var træt, men hendes underbevidsthed tillod hende ikke at slappe af – for det føltes ikke trygt.

Depression og undertrykt vrede

Mange depressioner opstår, fordi vi har lært, at vores vrede er uacceptabel.

Karen havde aldrig tilladt sig selv at være vred. I hendes barndom var hendes vrede blevet mødt med stilhed og afvisning. Hun havde lært at sluge sin vrede og i stedet blive *dygtig*. Men undertrykt vrede forsvinder ikke – den kan omdannes til depression.

For første gang gav hun sig selv lov til at føle vreden, at acceptere den som en god ven, som en helt naturlig del af hende – ganske som alle andre følelser og dermed kunne den slappe af og aftage i styrke.

At finde hjem til sig selv

Gennem flere sessioner fandt Karen tilbage til sig selv. Ikke den Karen, hendes forældre ønskede, at hun skulle være – men den autentiske Karen, der havde ligget begravet under lag af skyld og præstation.

Hun valgte en ny vej. Hun skiftede karriere og begyndte at arbejde med noget, der gjorde hende glad. Hun tjente mindre – men for første gang følte hun sig fri.

Hun malede igen. Hun var kreativ igen.

Men vigtigst af alt:

Hun var endelig glad.

Lonnie med brystcancer

Lonnie var en smuk og stilfuld kvinde, velklædt og med en rolig udstråling. Hun var lige gået på folkepension og ønskede at udforske alternative behandlingsmetoder. Ikke fordi hun troede fuldt og fast på dem, men hun var nysgerrig – dog uden de store forventninger.

Hun havde altid stolet på videnskaben og følte sig taknemmelig for de dygtige læger, der havde hjulpet hende gennem hendes brystcancerforløb. Hun var stærk, rationel og velovervejet.

Da vi startede vores session, spurgte jeg hende, om der var nogle udfordringer, jeg skulle kende til, inden vi gik i gang med healingen. Hun nævnte lidt slid og myoser samt et venstre knæ, der havde drillet hende i mange år. Jeg fornemmede dog, at der lå mere bag, så jeg spurgte ind til det. Hun rystede på hovedet. *"Nej, der er ikke mere at fortælle,"* svarede hun bestemt.

Jeg smilede roligt. *"Jeg arbejder lidt anderledes end mange andre,"* sagde jeg. *"For mig er kroppen en budbringer. Når noget er eller har været i ubalance, forsøger den at fortælle os det. Vil du høre mere?"*

Hun nikkede.

Jeg fortsatte:

1. **Hendes venstre øje lukker mere sammen end højre**, hvilket kan betyde, at hun passer på sine følelser. Hun vil hellere fokusere på handlinger end på følelser.

2. **Hendes venstre knæ har drillet i årevis**, hvilket ofte kan signalere en frygt for at gå fremad – især i det emotionelle liv.

3. **Hendes højre bryst var blevet fjernet på grund af cancer**, hvilket kan pege på en oplevelse af at være tvunget til at give noget af sig selv til nogen eller noget, hun ikke havde lyst til. Dog skal det siges, at alle kroppe har hver deres sprog.

Lonnie kiggede vantro på mig.

Så begyndte hun at fortælle.

En barndom med skam

Hendes stemme var lav.

"Jeg har aldrig talt med nogen om det her," sagde hun.

Som barn blev hun udsat for incest af en onkel. Hun forsøgte at fortælle sin mor om det, men hun blev ikke troet. Tværtimod. Hun fik skældud og blev sendt i seng uden aftensmad.

Hun lærte, at hendes ord ikke betød noget. At hendes smerte ikke var vigtig. At hun ikke måtte tale om det. Skammen voksede i hende og blev en tavs følgesvend gennem livet.

Hun lukkede af.

Hun fokuserede på det rationelle. På at være stærk. På at handle, ikke føle.

Frygt i knæet

Under traumehealingen begyndte vi et ufarligt sted og arbejdede os langsomt ned til knæet.

Jeg bad hende mærke efter. Var der en emotionel følelse gemt i smerten?

Til hendes egen overraskelse mærkede hun frygt.

"Jeg kan føle frygt i mit knæ," sagde hun forbløffet.

I årevis havde hun lukket ned for sine følelser. Nu mærkede hun dem igen.

Hun tillod frygten at være der. Talte med den. Spurgte, hvad den havde brug for.

Så kom vreden.

En voldsom, brændende vrede.

Hun så sig selv som den unge pige – den vrede, misbrugte pige, der ikke blev troet på.

Jeg spurgte hende: *"Hvad har denne unge del af dig brug for?"*

Hendes svar var skarpt: *"Ingenting. Ingen kan hjælpe mig. Ingen passer på mig. Ingen kan lide mig."*

At bryde den fastlåste vrede

Normalt foretrækker jeg, at klienten selv finder ud af, hvad de har brug for. Men Lonnie sad fast i sin vrede.

Jeg guidede hende blidt:

"Kan du se den voksne del af dig træde frem til barnet?"

"Nej."

"Kan du se din mor?"

"Nej."

"Din mand?"

"Nej."

Hun var fanget i et fastlåst billede. Vreden holdt hende tilbage.

Så bad jeg hende gøre noget andet.

"Fortæl barnet, at lige nu er det svært. Men hun skal vide, at hun er elsket. At hun vil møde en mand, der elsker hende. At hun vil få børn og børnebørn, der tror på hende og virkelig elsker hende."

Jeg bad hende se disse dejlige mennesker for sig.

"Mærk deres kærlighed. Hvor i kroppen ligger den?"

"I mit hjerte," svarede hun sagte.

"Lad den sprede sig ud i hele kroppen."

Og så skete det.

En dyb, smuk proces startede i healingen.

Efter sessionen var hendes ansigtsudtryk forandret. Der var lys i hendes øjne.

Hun følte en varme, en indre glæde, hun ikke havde mærket i årevis.

Hun kom igen nogle gange efterfølgende, bange for at følelsen ville forsvinde.

Men den blev.

**Sygdom som en normal reaktion på unormale omstændighe-
der**

Vi talte om, hvordan sygdomme – både psykiske og fysiske – ofte
er en naturlig reaktion på unormale omstændigheder.

Traumer former vores hjerne, vores nervesystem, vores relationer.
De skaber en følelse af skam, der adskiller os fra os selv.

Vrede kan være sund eller usund. Sund vrede hjælper os med at
sætte grænser. Usund vrede binder os til fortiden.

Lonnie havde båret skammen hele sit liv.

Men skam er ikke sandheden.

Skam er en fortolkning, barnet laver, når dets behov ikke bliver op-
fyldt.

Hvad Lonnie havde brug for som barn, var en mor, der troede på
hende. En mor, der sagde:

"Det var ikke dig, der gjorde noget forkert. Det var onklen."

Men hun fik det aldrig.

Så nu, som voksen, gav hun sig selv den sandhed, hun havde
ventet på hele sit liv.

Hun var aldrig forkert.

Hun var altid værd at elske.

Og for første gang i mange år følte hun det.

Per og hans afhængigheder

Per havde haft en god barndom. Han var vokset op i en tryg kernefamilie, hvor hygge var en naturlig del af hverdagen. Der var kage på bordet om aftenen, varme middage og kærlige ord fra mor. Han manglede aldrig noget.

Men så skete det.

Hans mor døde pludseligt i en trafikulykke.

Chokket ramte ham som en mur. Han huskede øjeblikket, hvor han fik beskeden – men det var, som om han så det hele udefra, lidt oppefra. Han var der, men alligevel ikke. En følelse af uvirkelighed skyllede ind over ham, og i tiden efter blev alt anderledes.

Hjemmet føltes tomt.

Hyggen, omsorgen, mors stemme – alt var væk.

Hans far var også i sorg. Han vidste ikke, hvordan han skulle hjælpe Per, for han kæmpede selv for at komme igennem dagene. De talte ikke om mor. Smerten var for stor.

Per begyndte at drive væk.

Han blev en rod. Han begyndte at ryge, drikke og pjække fra skolen. Ikke fordi han ønskede at være en ballademager, men fordi han ikke vidste, hvad han ellers skulle gøre med den smerte, han bar rundt på.

Hans far sagde ikke meget. Han trak sig ind i sig selv.

Per fandt en læreplads og var heldig at få en god mester, der tog sig af ham. Det hjalp lidt.

Men hans forbrug af cigaretter, alkohol og kage tog til.

Når han røg, drak eller spiste kage, følte han sig… bedre tilpas. Det var, som om han kunne holde livet ud lidt nemmere.

Det var hyggeligt.

Det mindede ham om dengang, alt var godt.

Han prøvede flere gange at skære ned, men hver gang blev han irritabel, vred eller ked af det.

Han forstod ikke hvorfor.

Når afhængighed handler om trøst

Da han kom til mig, bad jeg ham sætte ord på følelsen, han fik, når han røg, drak eller spiste kage.

Han tænkte sig om.

Så kom svaret, næsten som en erkendelse, han ikke selv havde set før:

"Trøst."

Han stirrede overrasket på mig.

Han havde aldrig tænkt over det før.

Men jo, hver gang han tændte en cigaret, skænkede sig et glas eller tog et stykke kage, var det, som om han gav sig selv en lille smule trøst.

Jeg forklarede ham, at alle afhængigheder har en emotionel årsag.

For nogle handler det om tryghed, for andre om kontrol.

For Per handlede det om trøst.

Og det var vigtigt at forstå, for hvis han bare sagde til sig selv: *"Du må ikke ryge, du må ikke drikke, du må ikke spise kage"*, ville det føles som at sige: *"Du må ikke længere få trøst."*

Og hvem kan leve uden trøst?

At finde en ny vej

Vi begyndte en traumehealing.

Vi gik tilbage til den dag, hvor han fik beskeden om mor.

Han mærkede igen den lammende sorg. Ensomheden. Chokket.

Men denne gang ændrede vi oplevelsen.

I stedet for at stå alene, lod han sin far træde ind.

Han forestillede sig, at faren tog ham i sine arme og holdt ham tæt. At han sagde:

"Jeg passer på dig. Jeg er her. Vi skal stadig snakke om mor hver dag."

Tårerne trillede ned ad Pers kinder.

Noget ændrede sig i ham.

Han forstod nu, at det, han virkelig havde længtes efter, ikke var cigaretter, vin eller kage.

Det var samtale. Det var kram.
Det var at vide, at han ikke var alene.

Den sidste session

Per kom flere gange.
Sidste gang han var hos mig, smilede han bredt.

Han var røgfri. Han drak kun vin i weekenden, og nu, når han spiste kage, var det ikke længere en erstatning for noget, han manglede.

Det var en hyldest til mor - En kærlig handling.
Per havde lært at følelsesregulere på en sund måde.

Han følte sig rolig. Han følte sig glad.

At spejle sig i andres rejse

Når vi læser andres fortællinger, kan det vække noget i os selv. En fornemmelse af genkendelse. Et stik af smerte, vi ikke vidste stadig var der. En tåre over noget, vi aldrig har sagt højt. Eller måske blot en stille varme: *"Jeg er ikke alene."*

Disse cases er ikke unikke i den forstand, at de er sjældne. Tværtimod. De er unikke, fordi de er sande – og fordi de er fortalt. Desværre er der mange, der kan genkende sig selv i disse historier. Og netop derfor er de så vigtige.

At høre om Sussie, Karen, Lonnie eller Per er som at kigge ind i et spejl, hvor vi måske for første gang tør se os selv med milde øjne.

Refleksion

Der findes ingen "rigtige" måder at komme sig på. Men ét er sikkert: ingen behøver gøre det alene.

Hvis du, som læser, mærker noget vække genklang i dig undervejs i disse fortællinger – så vid, at det i sig selv er et skridt. Du har allerede åbnet for forbindelsen til noget dybere i dig selv. Noget, der måske længes efter at blive set, forstået eller givet en ny fortælling.

Du *er* ikke dit traume.
Men du *bærer* det – indtil du er klar til at give slip.
Og når du er det, vil du mærke det:
Historien kan omskrives.
Smerten kan forvandles.
Og du kan finde hjem i dig selv igen.

Når vi mister forbindelsen til os selv

*"Vi mister ikke os selv fra den ene dag til den anden.
Vi forsvinder lidt efter lidt, hver gang vi ignorerer, hvad vi mærker."*

At miste forbindelsen til sig selv sker ofte i det stille.
Vi bliver ikke væk på én gang – vi glider bort, én beslutning ad gangen, én tilsidesættelse ad gangen.

Pludselig en dag vågner vi op og føler os… væk.
Som om vi lever et liv, der ikke helt er vores.

Tegn på tab af indre kontakt

- Manglende lyst eller passion

- At være i gang – men ikke til stede

- Træthed uden forklaring

- En gråhed indeni

- En længsel efter sig selv

Hvorfor mister vi os selv?

Fordi vi:

- Tilpasser os for at undgå afvisning

- Overhører vores grænser for at passe ind

- Lytter mere til andres behov end vores egne

*"Hver gang du siger ja, mens dit indre skriger nej,
bevæger du dig længere væk fra dig selv."*

At finde hjem igen

Hjem er ikke et sted. Det er en tilstand af at være forbundet.

- Stop op. Spørg dig selv: *Hvad mærker jeg lige nu?*

- Skab pauser. Rum stilhed.

- Mød kroppen. Med nærvær. Med omsorg.

- Tillad dig at trække vejret, som om det var første gang.

Vejen hjem går gennem kroppen. Gennem følelsen. Gennem det, du har undgået.

Refleksionsspørgsmål

- Hvornår føler du dig mest som dig selv?

- Hvilke sider af dig selv har du gemt væk for at blive accepteret?

- Hvad har du brug for at vende hjem til?

Øvelse: Din indre kompasnål

1. Sæt dig et sted uden forstyrrelser

2. Læg hånden på hjertet – og luk øjnene

3. Spørg: *"Hvad længes jeg efter lige nu?"*

4. Lyt. Ikke for at ændre det, men for at **modtage det**

Du er aldrig for langt væk til at finde hjem.
Hjem bor i dig – og din krop kender vejen.

Kapitel 6

"Fra det øjeblik, vi begynder vores rejse i mors mave,
er vi ikke kun en fysisk del af hende –
vi mærker også hendes glæde, frygt og ro.
Hendes verden bliver vores første oplevelse af livet,
og uden at vide det,
lagres disse indtryk dybt i vores underbevidsthed.

De første syv år former vores grundlæggende opfattelse af verden,
men heldigvis kan alt, hvad vi har lært, også aflæres.
Gennem bevidsthed og healing kan vi skrive en ny historie –
en, vi selv vælger."

De første syv år – når sindet programmeres

Allerede før vi tager vores første åndedrag, er vi i kontakt med verden.
Inde i mors mave hører vi hendes stemme, mærker hendes puls, lever i hendes rytme.
Vi er ikke kun en del af hendes krop – vi er en del af hendes indre liv.

Vi mærker hendes glæde og hendes kærlighed.
Men vi mærker også hendes frygt, hendes uro og hendes stress.
Hendes verden er vores verden.
Hendes nervesystem bliver vores første kompas.
Hendes ro er vores tryghed – og hendes uro kan blive vores usynlig uro.

Denne symbiose er dyb og fin.
Den danner fundamentet for den måde, vi møder livet på.
Allerede her begynder vores underbevidste sind at forme en fortælling om, hvad verden er –
og om, hvad vi er i den.

Sindet som en åben bog

Når vi fødes, er vores hjerne endnu ikke færdigudviklet.
Vi ankommer som åbne væsener – uden filter, uden dom, uden beskyttelse.

I de første syv leveår arbejder vores hjerne hovedsageligt i **theta- og delta-bølger**, de samme langsomme frekvenser, som vi oplever i drømmesøvn og hypnose.
Det betyder, at vi lever i en nærmest konstant trance-tilstand.
Vi observerer. Vi sanser. Vi spejler.

Vi **suger alt til os** som en svamp – ikke kun ordene, men stemningen bag ordene.
Ikke kun reglerne, men de følelsesmæssige konsekvenser, når de brydes.
Vi lærer, at det er vigtigt at være artig, men også hvad der sker, når vi ikke er det.
Vi lærer, at kærlighed er betinget – eller ubetinget.
Vi lærer, at følelser er velkomne – eller farlige.

Vi lærer ikke gennem logik. Vi lærer gennem **oplevelse og energi**.

Når forældres indre bliver vores indre

Det, vores forældre ikke selv har healet, gives ofte videre – ikke med ond vilje, men fordi børn absorberer alt.
Vi kan vokse op i hjem, hvor der ikke blev råbt eller slået – og alligevel føle os utrygge,
fordi kærlighed blev givet med forbehold eller blev trukket tilbage, når vi var "forkerte".

Hvis vores forældre var ængstelige, lærer vi, at verden er farlig.
Hvis vores forældre ikke satte grænser, lærer vi, at vi heller ikke må.
Hvis vi kun blev rost, når vi præsterede, lærer vi, at vi skal yde for at være noget værd.

Disse overbevisninger bliver **programmeringer** – ikke som bevidste beslutninger, men som usynlige sandheder i vores indre univers.
Vi skelner ikke mellem, hvad der er *deres* – og hvad der er *vores*.
Vi bærer det hele videre.

Når vi bliver voksne

Så vågner vi som voksne i en verden, hvor vi måske har alt det, vi troede, vi skulle bruge –
men stadig føler os utilstrækkelige.
Vi har måske succes, men ikke fred.
Vi har måske kærlighed, men føler os alene.
Vi præsterer, men mærker ikke os selv.

Vi forstår det ikke.
Men ofte stammer de følelser fra de første kapitler i vores livshistorie – dem, vi ikke selv har skrevet,
men som alligevel har formet vores måde at være i verden på.

Den gode nyhed: Alt kan omskrives

Heldigvis er vores hjerne **plastisk**.
Det betyder, at den konstant kan formes, omformes, aflære og genlære.

Det betyder, at selvom noget blev lagret dybt i vores underbevidsthed som børn, kan vi som voksne vælge at skabe nye forbindelser.
Vi kan **omprogrammere** det, vi har lært – og erstatte frygt med tryghed, skyld med selvkærlighed,
og ubevidste mønstre med bevidste valg.

Med healing, nærvær, bevidsthed og trygge erfaringer kan vi skrive en ny historie.
Ikke for at benægte vores fortid, men for at heale den – og vælge, hvordan den skal leve videre i os.

Hjernebølger og hypnose – hvorfor det virker

Små børn opererer, som nævnt, i **theta-hjernebølger**.
Det betyder, at alt, hvad de oplever, lagres dybt – som sandheder.
Det er derfor, vi som voksne stadig bærer på indre sætninger, der ikke længere giver mening, men som styrer os:

- *"Jeg skal være stille for at være elsket."*

- *"Mine følelser er for meget."*

- *"Jeg skal passe på andres stemninger."*

Disse sætninger blev ikke nødvendigvis sagt højt.
De blev *følt*.
Og barnet tager det på sig, for det vil overleve.
Det vil elskes.
Og det vil altid hellere ændre sig selv end risikere at blive forladt.

*"Barnet tilpasser sig for at overleve.
Voksenlivet starter ofte med at aflære det."*

Miljøet er programmeringen

Det handler ikke kun om, hvad vi fik at vide.
Det handler om, hvordan vi **blev mødt**.

En forælder kan være fysisk til stede – men følelsesmæssigt fraværende.
Et barn lærer da, at kontakt er uforudsigelig – eller farlig.
Et barn, der bliver mødt med kulde eller kritik, lærer at skjule sine behov.
At gøre sig usynlig. At præstere sig til kærlighed.

Når vi bliver voksne (igen)

For det er netop det, healing handler om:
At blive voksen på ny.
At vågne op og tage ejerskab over det, vi engang lærte – og
vælge, om vi stadig vil bære det med os.

Det kræver ikke skyld.
Det kræver bevidsthed.

Det kræver ikke perfektion.
Det kræver medfølelse.

Vi skal ikke "fikse" os selv.
Vi skal *huske*, hvem vi var, før vi lærte at tvivle på vores egen
værdi.

Refleksionsspørgsmål

- Hvilke sætninger lærte du om dig selv som barn – som du stadig tror på?

- Hvad oplevede du, som du måske ikke satte ord på dengang?

- Hvordan viser din barndom sig i dine relationer i dag?

Øvelse: Indre barn-lytteøvelse

1. Luk øjnene og forestil dig selv som 5-årig.

2. Mærk, hvordan barnet har det lige nu.

3. Spørg: *"Hvad har du brug for at høre i dag?"*

4. Lyt – og gentag det sagte til dig selv med ro og kærlighed. Ikke som en voksen, der skal opdrage – men som en ven, der ser og rummer.

Vi kan ikke ændre vores barndom –
men vi kan ændre, hvordan den lever videre i os.

Kapitel 7

"Ligesom en plante søger mod lyset,
har vi som mennesker brug for et nærende miljø for at blomstre.
Hvis vi omgiver os med kærlige relationer og et trygt hjem, trives
vi.
Men både vores ydre og indre miljø påvirker os –
negative tanker og selvkritik kan være lige så drænende
som et usundt ydre miljø.
Ved at lytte til vores behov og skabe balance
kan vi gro og udvikle os."

Bliver vi påvirket af miljøet?

Forestil dig en skyggelevende plante, som pludselig sættes ud i
den skarpe middagssol.
Dens blade visner, den bliver mat og trækker sig sammen.
Eller forestil dig en blomst, der elsker sol, men som gemmes væk i
et mørkt hjørne.
Dens farver blegner, og den mister sin kraft.

Sådan er det også med os mennesker.

Vi er dybt afhængige af det miljø, vi lever i. Ikke kun fysisk, men
følelsesmæssigt, energetisk, socialt og mentalt.
Vores omgivelser er som den jord og det lys, vi vokser i.
Når miljøet nærer os, blomstrer vi. Når det dræner os, visner vi –
ofte i stilhed.

Det ydre miljø

Vi trives, når vi mærker kærlighed, anerkendelse og tryghed.
Når vi er omgivet af mennesker, der ser os, hører os og møder os
med respekt og venlighed.
Når vi bor i et hjem, hvor vi føler os i fred.
Når vores arbejde anerkender vores indsats, og vi mærker, at vi
har en værdi.

Et sundt miljø hjælper vores nervesystem med at finde ro.
Det bliver lettere at være nærværende, sove godt, mærke glæde
og engagere os i livet.

Men i et usundt miljø – ét præget af stress, følelsesmæssig kulde,
kritik eller konflikter – begynder vi at visne.
Og det sker ofte gradvist:

Psykiske signaler:

- En tunghed i sindet

- En rastløshed uden årsag

- En følelse af at være forkert, selvom man prøver sit bedste

- Livsglæden begynder at fordampe, uden man forstår hvor-
for

Fysiske signaler:

- Hovedpine, spændinger, træthed

- Maveproblemer og uro i kroppen

- Svækket immunforsvar og hyppigere sygdom

- Søvnproblemer, hjertebanken, manglende appetit

Når kroppen begynder at hviske – og vi ikke lytter – begynder den
at råbe.
Den forsøger ikke at sabotere os. Den forsøger at beskytte os.

Spørgsmålet er: **Lytter vi?**

Det indre miljø

Men hvad nu, hvis det ikke kun er det ydre, der skaber ubalance?
Hvad nu, hvis vi selv går rundt med et indre klima, der skaber indre
storme?

Vi kan nemlig bo i et stille hus og stadig være i larm indeni.
Vi kan være omgivet af kærlige mennesker og stadig føle os an-
grebet – af os selv.

Vores tanker og følelser er også et miljø.
De former det mentale rum, vi lever i – sekund for sekund.

Når vi taler hårdt til os selv, kritiserer os selv, sammenligner os
med andre eller gentager gamle overbevisninger om, at vi ikke er
gode nok – så gøder vi ikke jorden. Vi udpiner den.

Det er som at plante en smuk blomst i stenet jord og forvente, at
den vil vokse.
Intet vokser i selvhad.
Intet blomstrer i konstant selvkritik.

Så hvad kan vi gøre?

Vi kan ikke altid ændre det ydre miljø med det samme.
Men vi kan begynde *indefra* – med nænsomhed og tålmodighed.

Små skridt. Store ændringer.

- Vi kan tale kærligt til os selv i stedet for at skælde ud.

- Vi kan søge relationer, der løfter os – og give os selv lov til
  at trække os fra dem, der dræner.

- Vi kan mærke vores behov – og tage dem alvorligt. Ikke
  som svagheder, men som signaler fra vores indre visdom.

Ligesom planter søger mod lyset, kan vi begynde at vende os mod
det, der nærer os.
Mod det, der gør os levende.
For vi er ikke skabt til at overleve i skygge.
Vi er skabt til at blomstre.

Miljøets usynlige hånd

Det, vi oplever som normalt, er ofte blot det, vi er vokset op med. Familien, skolen, samfundet, kulturen og medierne – alt sammen programmerer os med normer, værdier og emotionelle mønstre.

Vi formes.
Vi tilpasser os.
Vi spejler os.

Og vi gør det ikke kun som børn. Vi gør det hele livet.

Vi arver ikke kun genetiske træk.
Vi arver også tavshed, præstationsmønstre og følelsesmæssige reaktionssystemer.

Hvis du lærte, at sårbarhed var farligt, skjuler du den måske stadig.
Hvis du blev elsket, når du præsterede, jager du måske stadig succes – uden glæde.
Hvis du lærte at være den, der lytter og holder sammen på det hele, føler du måske, at det ikke er tilladt at falde fra hinanden.

Det usynlige bliver synligt

Når vi begynder at stille spørgsmål, kan det, der var usynligt, træde frem i lyset:

- *Er dette min sandhed – eller noget, jeg har lært?*

- *Lever jeg efter mine egne værdier – eller forsøger jeg stadig at tilfredsstille gamle forventninger?*

- *Hvordan ville jeg være, hvis jeg voksede op et sted, hvor jeg blev elsket betingelsesløst?*

Disse spørgsmål er ikke farlige.
De er døren til frihed.

Refleksionsspørgsmål

- Hvilke værdier og overbevisninger har du fået med fra dit miljø?

- Hvad føler du dig presset til at være – som ikke føles ægte for dig?

- Hvad har du savnet at mærke eller udtrykke i dine omgivelser?

Øvelse: Dit eget rum

1. Forestil dig et rum, hvor du **må være præcis som du er**. Ingen dom, ingen krav – bare dig.

2. Hvordan ser rummet ud? Hvilke farver, lyde, lys og stemninger findes der?

3. Mærk efter: *Hvordan føles det at være dig her?*

4. Spørg dig selv: *Hvad vil jeg tage med ud i verden herfra?*

Du er ikke fastlåst i det, du voksede op med.
Du er fri til at vælge nyt.
Hver dag. Hvert øjeblik. Hver tanke.

Kapitel 8

*"Når vi adskiller krop fra tanker og ignorerer følelserne,
mister vi forbindelsen til vores autentiske selv.
Vore kroppe taler til os gennem smerte, uro og sygdom,
og når vi lærer at lytte,
kan vi genoprette balancen og træffe beslutninger,
der er i harmoni med vores sande behov."*

Når vi adskiller krop fra sind – og glemmer følelserne

Mennesket er skabt med en naturlig, intuitiv forbindelse til sig selv – en fin og følsom tråd mellem krop, sind og følelse. Som børn lever vi i en ubesværet kontakt med vores behov. Vi mærker, når vi er sultne. Vi græder, når vi er kede af det. Vi jubler, når vi er glade. Vi handler, som vi føler – spontant og ægte.

Men undervejs på livets vej lærer vi noget andet.
Vi lærer, at nogle følelser er uvelkomne.
At nogle behov er for meget.
At visse sider af os bør dæmpes eller skjules for at bevare tilknytningen til dem, vi elsker og er afhængige af.

For når et barn står over for valget mellem **autenticitet og tilknytning**, vil det altid vælge tilknytningen.
Fordi kærlighed og overlevelse er ét og det samme for barnet.

Når vi lukker ned for det, vi føler

Et barn kan ikke overleve alene.
Derfor former det sig selv, bøjer sig, tilpasser sig – for ikke at miste forbindelsen til dem, det er afhængigt af.

- Hvis barnet mærker vrede, men lærer, at vrede bliver mødt med afvisning, skubber det vreden væk.

- Hvis det føler sorg, men får at vide: "Det er ikke noget at græde over," lærer det at lukke ned for tårerne.

- Hvis det længes efter trøst, men mødes med skam eller kulde, lukker det sit behov inde.

Og så begynder vi at miste os selv – ikke med et brag, men med tusind små kompromiser.

Når disse mønstre ikke bliver bevidstgjort, følger de os ind i vok-
senlivet.
Vi mister fornemmelsen for vores egne behov, vores grænser, vo-
res længsler.
Vi føler os måske flade, trætte, udbrændte – uden at vide hvorfor.
Men kroppen ved det.

Konsekvensen af at afbryde forbindelsen til kroppen

Når forbindelsen til kroppen bliver svag, begynder den at tale hø-
jere.

Fysiske symptomer:

- Hovedpine, spændinger, fordøjelsesproblemer

- Kronisk træthed, uro i kroppen, søvnproblemer

Psykiske symptomer:

- Angst, depression, følelsesmæssig afkobling

- En diffus tristhed eller indre uro, som ikke forsvinder

Adfærdsmæssige reaktioner:

- Overspisning, afhængigheder, rastløshed

- Selvdestruktiv adfærd, følelsesmæssige sammenbrud

Men kroppen fejler ikke. Den **råber**, fordi vi ikke lytter.

"Der er noget, du ikke føler. Noget, du har undertrykt.
Lyt til mig."

Din krop forsøger altid at guide dig

Kroppen er ikke problemet – den er en del af løsningen.
Den forsøger hele tiden at vise dig vejen tilbage til dig selv.

- Uro i maven kan være et signal om, at noget ikke er rigtigt.

- Spændinger i nakke og skuldre kan være tegn på for meget ansvar.

- En tilbagevendende sygdom kan være et kald om at stoppe op.

Når vi lærer at **lytte** i stedet for at bedøve, flygte eller ignorere, bliver kroppen ikke længere vores fjende – men vores guide.

Hvad vil det sige, at følelser fryser fast?

Når en følelse bliver for stor, for smertefuld eller for farlig til at mærke, lukker vi ned. Vi **fryser**.

Det sker ikke, fordi vi vil – men fordi vi skal.
Det er en beskyttelse, et intelligent respons fra nervesystemet.

Det er ikke en svaghed. Det er overlevelse.

Tegn på fastfrosne følelser

- Følelsesløshed eller tomhed

- "Jeg ved ikke, hvad jeg føler"

- Manglende evne til at græde

- Irrationelle følelsesudbrud uden tydelig årsag

- Overreaktioner eller underreaktioner i nære relationer

Hvorfor bliver følelserne frosne?

Fordi vi ikke lærte, at det var trygt at føle.

- Vi lærte måske, at følelser gør os svage.

- Eller at sårbarhed bliver mødt med kulde.

- Eller at vrede fører til afvisning.

Så vi gjorde det eneste, vi kunne:
Vi gemte dem væk.

Men det betyder ikke, at de forsvinder.
De venter bare. På varme. På kontakt. På tilladelse.

Hvordan optør vi fastfrosne følelser?

Med tålmodighed. Med nænsomhed. Med mod.
Vi skal ikke tvinge isen væk – vi skal bringe **varmen**.

- Giv dig selv **tid og ro**

- Lyt til kroppen: *Hvor føles den lukket?*

- Tal til dig selv, som du ville tale til et barn: blidt, venligt, forstående

- Opsøg støtte: En terapeut, en tryg relation, et kærligt fællesskab

Det handler ikke om at "komme over det".
Det handler om at *komme hjem til det, der blev forladt i dig.*

Refleksionsspørgsmål

- Hvilke følelser har du lært at gemme væk?

- Hvornår føler du dig følelsesmæssigt lukket ned?

- Hvad ville der ske, hvis du lod disse følelser få plads?

Øvelse: Isen smelter

1. Luk øjnene og forestil dig en frossen flade inde i dig

2. Hvordan ser den ud? Hvor ligger den i kroppen?

3. Forestil dig, at solen langsomt begynder at varme den op

4. Hvad dukker op, når isen smelter? En følelse? Et minde? En impuls?

5. Lyt. Uden dom.

Frosne følelser er ikke farlige.
De er blot ventende – klar til at blive mødt og smelte.

Kapitel 9

*"Traumehealing handler om at forløse de oplevelser,
der har sat sig fast i krop og sind,
så vi kan genfinde balancen
og skabe plads til frihed, glæde og indre ro."*

Hvad er traumehealing?

Traumehealing er ikke kun en teknik – det er en **rejse hjem** til os selv.

Det handler om at forløse de oplevelser og følelser, som engang satte sig fast i krop og sind.
De oplevelser, vi ikke kunne rumme. De følelser, vi måtte gemme.
Healing handler ikke om at glemme det, der skete – men om at **møde det**, så vi kan slippe det.

Vi søger ikke blot lindring for symptomer – vi søger forståelse:
Hvad skete der med dig?
For under de fleste ubalancer – både fysiske og psykiske –
ligger der en historie, et sår, et tilpasningsmønster, der blev nødvendigt, dengang.

Vi tilpassede os et usundt miljø. Vi tilsidesatte vores behov.
Vi blev dygtige, ansvarlige, venlige – men måske mistede vi forbindelsen til, hvem vi var.

Traumer former os – men vi kan formes om

Et traume former os ikke kun i øjeblikket.
Det kan lægge sig som en indre stemme, et ubevidst mønster, en spænding i kroppen.
Over tid kan det påvirke vores personlighed, vores grænser, vores relationer – og vores helbred.

- Vi lærer at tage for meget ansvar.

- Vi undertrykker vrede, for ikke at miste kærlighed.

- Vi tilsidesætter os selv og forsøger at tilfredsstille andre.

- Vi lever, som vi tror, vi skal – ikke som vi længes efter.

Men det kan ændres.

Traumeregulering gennem samtale og healing

Traumehealing er nænsomt, intuitivt og dybt transformerende.

Vi begynder med **samtale** – en blid indgang, hvor vi "blødgør sindet".
Her skaber vi tryghed og kontakt.
Jeg spørger ikke blot: *Hvordan har du det?*
Men: *Hvad skete der? Hvor gammel var du? Hvilken følelse sidder stadig i kroppen?*

For det er ikke kun selve hændelsen, der skaber traume –
det er alt det, der blev **følt, men ikke rummet**.

Sammen begynder vi at **se det, der ikke blev set**,
og mærke det, der engang måtte gemmes væk.

Healing i praksis

Når klienten ligger på briksen, arbejder vi videre.
Samtalen fortsætter i et hypnotisk og trygt rum, mens healingen får lov til at flyde.

Jeg guider klienten til at mærke kroppen –
og stille spørgsmålet: *Hvor er der spænding? Hvor føles det tungt?*

Når en ubalance mærkes, spørger jeg:

- Hvilken følelse bor her?

- Hvordan føles den?

- Har den en farve, en form, en alder?

- Hvad har den brug for?

Ved at **visualisere og give følelsen form**, skaber vi et billede, underbevidstheden kan arbejde med.
Det er her, fantasien bliver et healende redskab.

Vi spørger: *Hvad har følelsen brug for, for at blive mødt – og forløst?*
Det kan være tryghed. Accept. Et kram. Lys. Eller bare at blive set og anerkendt.

Når dette gives – ikke i virkeligheden, men i det indre billede – begynder noget at løsne sig.
Kroppen reagerer spontant. Der kan opstå varme, kulde, lethed, tårer, latter… frihed.

Underbevidstheden accepterer det, vi forestiller os intenst nok.
Og kroppen viser os, når vi rammer plet.

Kroppen husker – og kroppen svarer

Kroppen er ikke bare et hylster – den er **et arkiv**.
Et levende minde om alt, vi har oplevet.

Et traume kan sætte sig i:

- Nervesystemet

- Muskler og bindevæv

- Organer og hormonbalance

- Celler og biokemi

Kroppen husker – selv når sindet har glemt.
Derfor kræver ægte healing en helhedsforståelse:
Krop, sind og følelser må samarbejde.

Blid og nænsom healing

Healing må aldrig tvinges frem.

- Hvis vi konfronteres for voldsomt med traumet, risikerer vi retraumatisering.

- Hvis vi går for hurtigt frem, spænder kroppen op i modstand.

- Derfor er tempoet vigtigt. Tryghed er altafgørende.

Når vi arbejder nænsomt, sker de sande forandringer.

Healing er ikke et hurtigt fix – det er en hjemkomst i små skridt.

Hvad kan vi opleve, når traumer forløses?

- **Lethed** i kroppen, hvor der før var spænding

- **Øget energi** og livsglæde

- **Følelsesmæssig klarhed** og ro

- **En følelse af hjemkomst** – som om man endelig mærker sig selv igen

Traumehealing handler ikke kun om at fjerne ubehag.
Det handler om at genskabe adgang til glæde, frihed, styrke og kærlighed.

Refleksionsspørgsmål

- Hvilke følelser eller oplevelser har du båret alene alt for længe?

- Hvor i din krop mærker du spænding eller uro – og hvad prøver den at fortælle dig?

- Hvad kunne din krop have brug for at høre eller mærke lige nu?

Øvelse: Mød følelsen i kroppen

1. Sæt dig i ro og luk øjnene

2. Scan kroppen fra top til tå – hvor føles der spænding?

3. Mærk efter: *Hvilken følelse bor her?*

4. Spørg følelsen: *Hvad har du brug for?*

5. Giv den det – i dit indre billede, som en kærlig gestus

Det, vi møder med varme, begynder at forandre sig.

Til eftertanke

Traumehealing er en livsforandrende rejse – ikke kun væk fra smerte, men **hjem til kontakt, frihed og helhed**.

Det handler ikke om at glemme.
Det handler om at **huske os selv** – før vi blev formet af det, der gjorde ondt.
Og det handler om at skabe et rum, hvor det indre kan smelte, slippe og genfødes.

Du fortjener at mærke dig selv.
Du fortjener at være fri.
Og din krop kender vejen.

Kapitel 10

"Når ét menneske deler sin historie,
tænder det et lys i mørket for et andet.
For det, vi genkender i hinanden,
kan være begyndelsen på healing i os selv."

At spejle sig – og finde mod

Når vi hører andre menneskers historier, sker der noget i os.
Vi begynder at mærke os selv – i deres sorg, i deres sejr, i deres skam og i deres styrke.

Traumer kan føles som ensomme rum.
Men når nogen sætter ord på det, vi troede kun vi kendte,
falder der en sten fra hjertet.
Det bliver lidt lettere at trække vejret.
Lidt lettere at tro på, at også vi kan heale.

Dette kapitel indeholder virkelige cases fra mennesker, der har turdet kigge deres smerte i øjnene.
Mennesker, der har tilladt sig selv at mærke, forstå og transformere.

Deres historier er ikke perfekte.
De er ærlige. Og det er netop derfor, de er så vigtige.

"Traumehealing virker,
fordi den giver os mulighed for at forløse gamle sår,
genoprette balancen og skabe plads til healing i både
krop, sind og følelser."

Virker traumehealing?

Kirsten

Jeg følte mig sløj, utilpas og træt og fik derfor en tid hos min læge.

Lægen konstaterede alt for højt blodtryk, og mit EKG viste en del af hjertet ikke pumpede, lægen mente det muligvis skyldtes en blodprop i hjertet. Jeg havde med andre ord hjertesvigt. Jeg skulle til ultralydsscanning af hjertet 4 uger senere.

Jeg kontaktede Belinda og fik i de følgende uger 2 healinger.

Da jeg efter 4 uger mødte op til ultralydsscanning af hjertet og EKG, fik jeg noget af en overraskelse.

Overlægen fortalte mig mit hjerte var sundt, jeg havde ingen hjerteproblemer.

Dorthe fortæller om brystkræft

At modtage healing og lysterapi hos Belinda har gjort en kæmpe forskel for mig under mit brystkræftforløb.

Belinda skaber med sit blide varme væsen og hendes helt særlige evner, ro, lys og kærlighed til dig og din krop.

Jeg var i chok og angsten var flyttet ind da jeg var hos Belinda første gang efter at have fået konstateret brystkræft i starten af 2024

Jeg blev anbefalet at tage til Bornholm og besøge Belinda.
Jeg var så heldig at min gode veninde forærede mig 2 behandlinger som jeg modtog over 2 dage.

Der blev arbejdet dybt, først med traumeterapi og efterfølgende healing. Det var helt vidunderligt at være i Belinda's energi og mærke den varme og det gyldne lys der fyldte rummet.

Jeg kunne virkelig mærke at jeg slap gamle traumer og sår, og med Belinda's healing fik min krop og mit sind nye overbevisninger og tro på min helbredelse.

I anden healing mærkede jeg under healingen at "noget" blev fjernet fra mit bryst… og på den efterfølgende scanning var der ikke cancer at måle.

Jeg er overbevist om at kræften forsvandt under den healing hos Belinda.

Sideløbende valgte jeg at følge lægernes anbefalinger med kemoterapi, men havde jeg behøvet det? Det er ikke til at vide, men at have Belinda på sidelinjen har betydet ro, styrke og tro for mig under mit forløb og det er jeg dybt taknemmelig for.

Jeg har efterfølgende modtaget flere healinger hos Belinda og er i dag erklæret rask. Der er ikke mere kræft i min krop.

Af hjertet tak, Belinda.

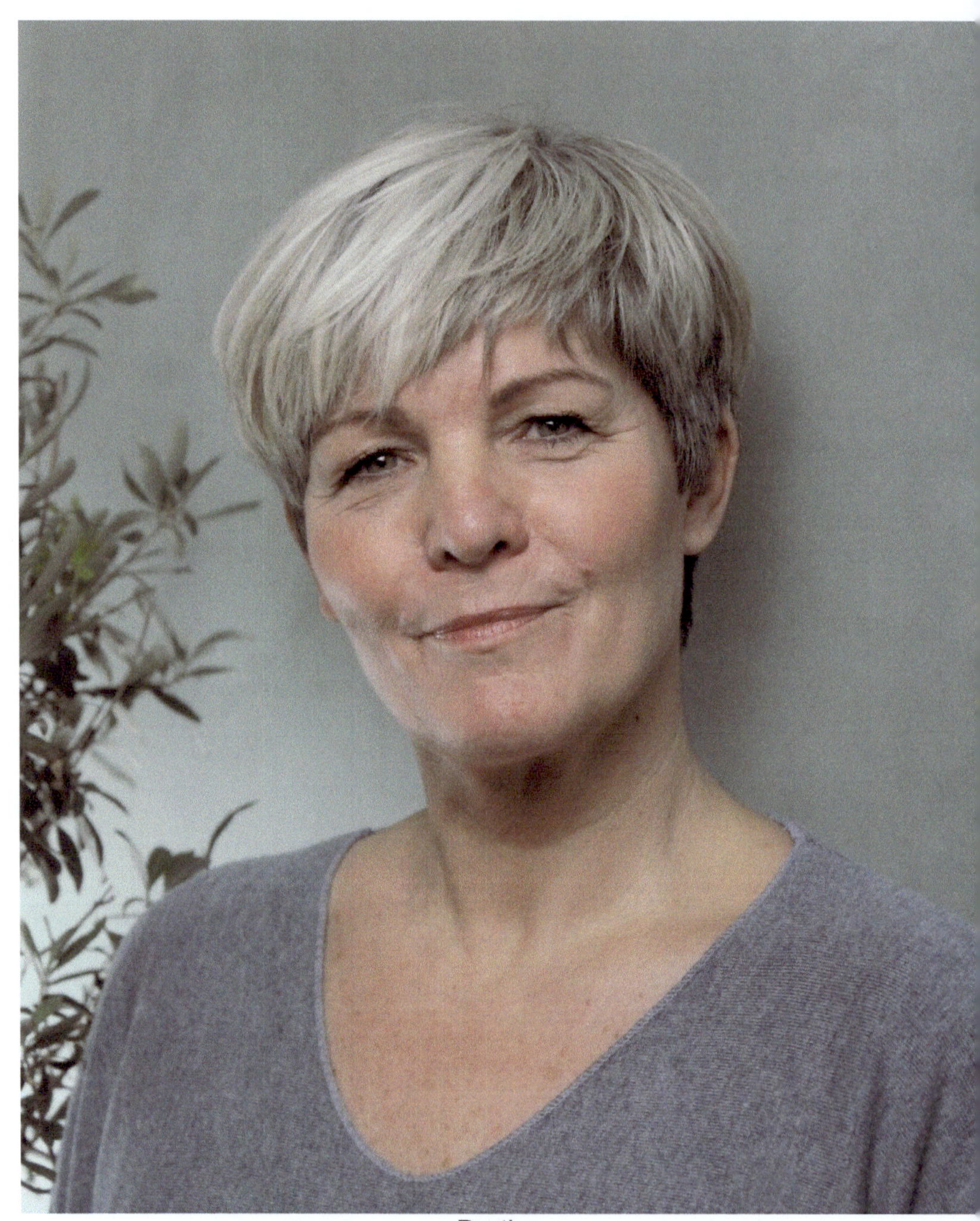

Dorthe

Inge-Lise

Jeg havde problemer med følelsesløshed i højre side af ansigtet,
derfor søgte jeg læge i januar 2015.
Lægen sendte mig først til en CT scanning, den gav intet resultat.

Herefter blev jeg henvist til neurolog på Bornholms Hospital, neu-
rologen henviste mig til MR scanning i maj. Beskeden fra denne
undersøgelse var "utilstrækkelig til bedømmelse". Om igen denne
gang med kontrast. Ny tid først i juli, her skete der noget, jeg ikke
kan forklare, jeg fik noteret forkert tid og mødte derfor ikke op til
undersøgelsen. Jeg er aldrig i hele mit liv kommet for sent eller har
glemt en aftale!

Jeg var både ked af det og frustreret, den nye tid jeg fik, var i slut-
ningen af august. Næste morgen, da jeg vågnede op, vidste jeg,
jeg skulle have en tid hos Belinda. Den 17. juli fik jeg den første
behandling. Allerede efter første behandling, begyndte der at
komme liv i ansigtet. Jeg fik to behandlinger yderlige før næste MR
scanning. Inden den næste scanning havde jeg fået følelsen til-
bage i ansigtet.

Den nye MR scanning viste alt var normalt, det de havde set ved
den første undersøgelse var væk. Jeg fik yderligere to behandlin-
ger hos Belinda, i dag er der normal følelse i ansigtet.

Under behandlingerne hos Belinda oplevede jeg en fantastisk
energi, som ikke kan beskrives, den skal opleves.
Tusind tak, Belinda.

Rikke fortæller om cancer og healing:

Da jeg i ca ½ år havde tiltagende hoste og åndenød, og ikke kunne ligge ned og sove grundet hoste, og desuden havde ryg-smerter og meget træthed, valgte jeg at opsøge lægen i juni 2020.

Jeg er tidligere cancerpatient, i 2010 – brystkræft, men har i mange år levet et godt liv.

Den 06.07.2020 får jeg svaret:
Brystkræft med spredning til knogler, lunger og lymfeknuder

.

På baggrund af sygdommens udbredning vil behandling være livs-forlængende/palliativ. Der er tale om måneder/år.

Måneden efter denne voldsomme besked havde min mand og jeg sølvbryllup. Jeg fik i gave af min mand et retreat hos Belinda Munch.
Hos Belinda fik jeg udover vores samtaler, bl.a. masser af healing, læren om meditation og jeg fik lavet en selvhypnose. Alt i alt nogle gode redskaber jeg kunne tage med hjem og bruge.

Efter 1,5 år med regelmæssig healing, meditation og selvhypnose ønskede jeg, at lægen skulle sammenholde resultatet fra første undersøgelse til nu. Jeg kunne selv mærke en bedring i kroppen og vejrtrækningen.
Jeg bliver scannet hver tredje måned og svaret er altid: Tilstanden er stationær. Hvilket for en palliativ patient egentlig er ok.

Jeg blev sendt afsted til en PET scanning og resultatet kom den
24-1-2022:

Konklusion: Sammenholdt med FDG, PET/CT fra 23.06.2020 ses
betydeligt metabolisk og strukturel regression af knogle- og lunge-
metastaser. Der ses ikke længere patologisk FDG-optagelse sv.t.
lymfeknude. - altså en betydelig ophealing af mig.

Jeg fortsætter naturligvis med at modtage healing, og bruge de
redskaber jeg har fået.
Ønsker du den fulde beskrivelse af PET-scanningen er du velkom-
men til at kontakte mig (gennem Belinda)

Jeg kan varmt anbefale denne behandling som et godt supplement
til den konventionelle behandling.

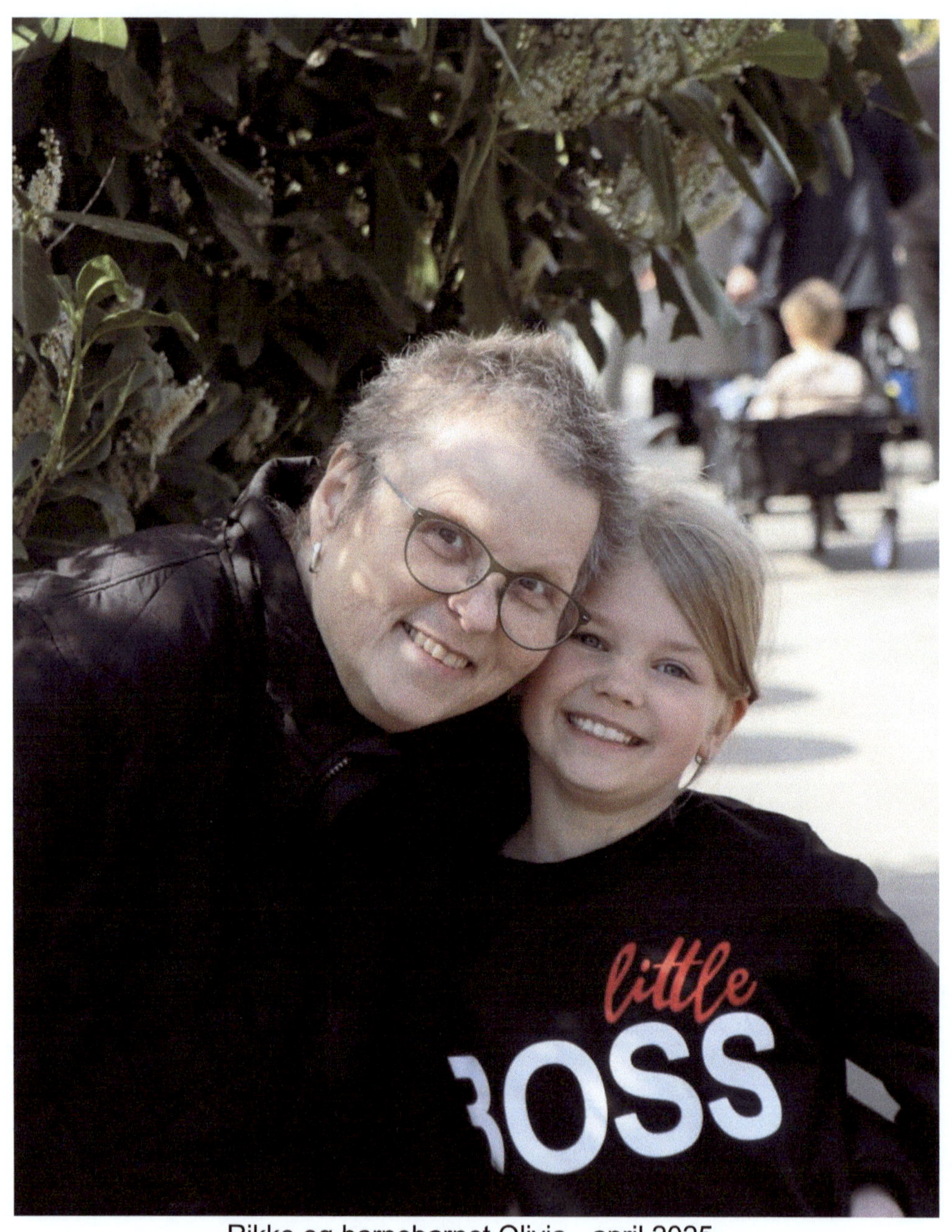

Rikke og barnebarnet Olivia - april 2025

Kate

Mit navn er Kate, og jeg har altid været en aktiv person. Som tidligere idrætsudøver på højt plan var min krop mit redskab, og jeg har altid værdsat styrke, udholdenhed og bevægelse. Men livet tog en uventet drejning.

Da jeg var 31år og nybagt mor til min lille pige, begyndte jeg at få forskellige symptomer. Jeg nåede aldrig at få dem ordentligt undersøgt, før jeg akut måtte gennemgå en hjerneoperation den 20. august 2021.

Lægerne gav mig diagnosen Glioblastom, stadie 4 – en aggressiv hurtigt voksende og uhelbredelig form for hjernekræft.

Kemoterapien havde ingen positiv effekt, og kræften fortsatte med at vokse. Allerede den 19. januar 2022 blev en ny operation nødvendig. Efter denne operation blev jeg tilbudt at være med i et forskningsprojekt, med en behandling som man forsøgte at få ind i Danmark som standard behandling. Den kunne ikke helbrede mig, men den kunne muligvis forlænge mit liv med anslået 3 måneder.

Som nybagt mor var mit største ønske at få så meget tid som muligt med min datter – at se hende vokse op og være der for hende.

Sideløbende begyndte jeg at modtage healing. Jeg har tydeligt mærket, hvordan jeg fik mere energi og styrke i kroppen. Jeg går til kontrol hver tredje måned, hvor jeg bliver scannet. Siden min anden operation har alle mine scanninger været uden tegn på ny vækst i kræften, men der er fortsat "spore" (rødder) ud i hele hjernen.

For nylig (februar 2025) gennemgik jeg en neurologisk test, der bekræftede, at min fysiske krop fungerer, som den skal. Derudover viste den neuropsykologiske test, at jeg ingen hjerneskade har – trods alt det, jeg har gennemgået. Jeg scorede endda over gennemsnit på alle testene.

I dag nyder jeg hvert eneste øjeblik sammen med min datter. At se hende vokse op er den største gave, og jeg værdsætter hver eneste dag. Jeg har mange gode planer for fremtiden.

Ud af de 60 personer, der deltog i den eksperimentelle behandling, er vi 2 tilbage i projektet, de øvrige er enten droppet ud eller er gået bort.

Kate´s afsluttende citat: "På 3,5 år er jeg blevet opereret i hjernen 2 gange, fået at vide kun meget få overlever ét år, opereret i vågen tilstand for en blodprop ved anden hjerneoperation, fået en overdosis smertestillende efter anden operation, 5 gange indlagt med galdesten på grund af kemoen og endelig fået galdeblæren opereret væk"... Alt det og jeg er her stadigvæk!

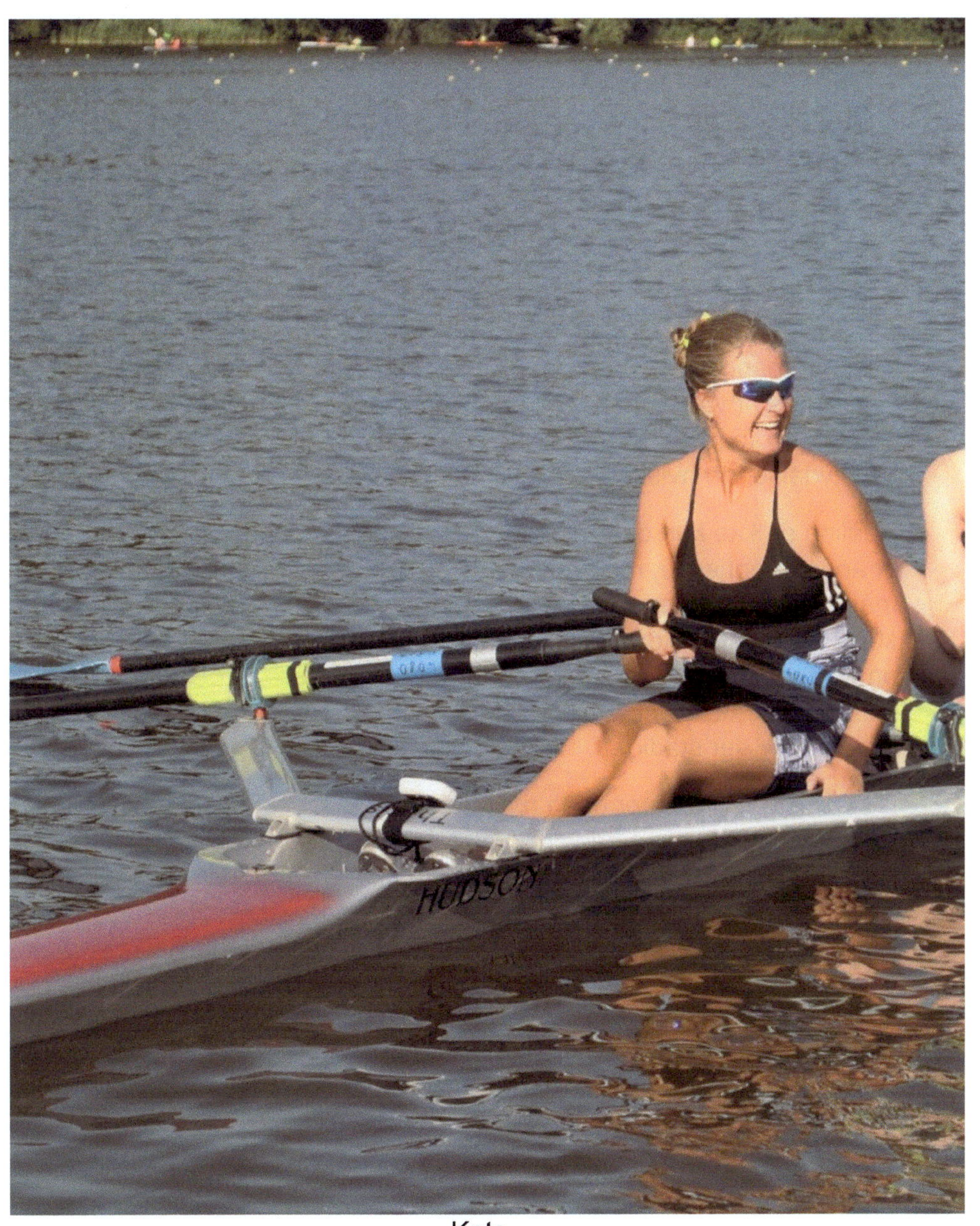

Kate

Når vi genkender os selv

Når vi genkender os selv i en andens historie, åbnes noget i os. Vi mærker genklang – måske i ordene, måske i følelsen bag dem. En genklang af smerte, af sorg, af håb. Vi ser os selv i andres øjne, i deres kampe og sejre, og i deres mod til at turde tro på noget andet end diagnosen, statistikken eller den tunge skæbne.

I de fortællinger, du netop har læst, står én ting klart: selv når alt ser allermest håbløst ud, findes der en vej. Når lægen har sagt, at tiden er knap. Når kroppen er træt, og sindet er tynget. Når der ikke synes at være nogen vej frem. Så sker det, at noget nyt begynder – ikke med store armbevægelser, men ofte med en stille indskydelse, en hvisken indefra: *"Der må være noget mere."*

Healing er ikke kun det, der sker på briksen. Det er mødet – med et andet menneske, med en dybere del af dig selv, med det, du måske har glemt, men som stadig bor i dig: styrken, håbet, livslysten. For nogle er forandringen målbar – en scanning, et blodtryk, en diagnose, der ikke længere stemmer. For andre er det mere subtilt, men ikke mindre virkeligt – en ny fred, en ro, en styrke til at leve det liv, der stadig er.

Disse historier rummer både mirakler og menneskelighed. De minder os om, at det ikke handler om at vælge mellem det konventionelle og det alternative, men om at lytte til det, der føles sandt for os selv. Healing kan være et supplement. En støtte. Et anker. Og nogle gange – som vi har set – kan det være selve nøglen til forvandling.

Men det starter med et valg. Et valg om at række ud. Om at tro, at der stadig findes en mulighed, selv når alt omkring os siger det modsatte. Det kræver mod – ja. Men det kræver også kærlighed. Kærlighed til livet. Til dig selv. Til det, der endnu ikke er skrevet i din historie.

Refleksionsspørgsmål

- Hvilken historie rørte dig mest – og hvorfor?

- Er der noget i dig, som blev genkendt, set eller forstået?

- Hvilken følelse har du båret alene, som måske kunne få plads nu?

Øvelse: Din egen fortælling

1. Tænk på en oplevelse, der har sat sig i dig – stor eller lille

2. Forestil dig, at du fortæller den til et menneske, der ikke dømmer dig

3. Hvad ville du ønske, de sagde til dig bagefter?

4. Giv dig selv de ord – som en hvisken fra dit indre

Du behøver ikke dele din historie med verden – men du må gerne dele den med dig selv.
For det, du tør møde, mister sit greb og begynder at heale.

Kapitel 11

*"Epigenetik viser, at vores gener ikke er vores skæbne –
de kan påvirkes af vores livsstil, erfaringer og omgivelser,
og dermed forme vores helbred og fremtid."*

Epigenitik

Hvad nu hvis vores DNA blot er kroppens plantegning – en skabelon, der viser, hvordan vi kan formes, men ikke hvordan vi nødvendigvis bliver? Mange har længe troet, at vores gener bestemmer vores skæbne, men nyere forskning inden for epigenetik afslører en langt mere dynamisk virkelighed. Vores gener er ikke uforanderlige mestre over vores sundhed, men snarere fleksible elementer, der reagerer på det miljø, vi befinder os i. Det betyder, at vi i højere grad, end vi tidligere har troet, selv kan påvirke vores helbred og velbefindende.

I 1990 blev en ny biologisk disciplin introduceret: epigenetik. Begrebet betyder direkte oversat "det, der ligger over eller omkring cellen". Epigenetik handler om, hvordan vores miljø – herunder vores tanker, følelser og reaktioner – påvirker den måde, vores gener kommer til udtryk på. Generne fungerer som en slags manual, men det er miljøet, der bestemmer, hvilke dele af manualen der bliver læst og anvendt.

Forestil dig to enæggede tvillinger, der ved fødslen har identiske gener. Den ene kan udvikle cancer, mens den anden forbliver rask hele livet. Hvordan kan det lade sig gøre, hvis de har de samme genetiske forudsætninger? Svaret ligger i epigenetikken. Når vi oplever verden, fortolker vores sind de signaler, vi modtager fra vores omgivelser. Disse signaler kan ændre, hvordan vores gener aktiveres og udtrykkes. Hvis vi lever i et stressende eller toksisk miljø – fysisk eller mentalt – kan kroppen reagere ved at aktivere gener, der fremmer sygdom. Omvendt kan et trygt, kærligt og nærende miljø hjælpe med at fremme sundhed og balance.

Vores følelser spiller en stor rolle i, hvordan vores krop har det. Når vi føler noget, sender hjernen signaler ud i kroppen, som påvirker vores celler. Hvis vi ofte føler stress, frygt eller sorg, kommer kroppen i en slags alarmtilstand, og det kan gøre os mere sårbare over for sygdomme. Omvendt kan følelser som kærlighed, glæde og taknemmelighed hjælpe kroppen med at heale og skabe balance.

Hver tanke, følelse og forestilling vi har i vores sind, påvirker ikke kun vores adfærd, men også vores biologi. Man kan sige, at sindet styrer kroppens skæbne. Når vi forstår dette, får vi en utrolig mulighed: Vi kan bevidst vælge at skabe et miljø – både indre og ydre – der understøtter vores sundhed. Ved at arbejde med vores tanker, vores reaktioner og den måde, vi ser verden på, kan vi ændre, hvordan vores gener kommer til udtryk.

Et eksempel på dette kunne være, hvis du er vokset op i en familie med megen utryghed, hvor dine familiemedlemmer hånede dig eller skældte ud på dig meget ofte under måltider. Dine celler oplever da, at det at spise er forbundet med frygt og ked-af-det-hed. Dette kan resultere i, at du senere i livet udvikler en spiseforstyrrelse eller allergi over for bestemte fødevarer, da kroppens underbevidsthed forsøger at beskytte dig mod den oplevede trussel.

Epigenetik kan også forklare, hvorfor det primært er mennesker, der elsker at motionere, der opnår de største sundhedsmæssige fordele ved fysisk aktivitet. Når vi nyder en aktivitet, frigiver hjernen positive kemiske signaler, som forstærker kroppens sundhedsprocesser. Omvendt, hvis vi hader motion og tvinger os selv til det, kan kroppen reagere med stresshormoner, der begrænser de ellers gavnlige effekter af træningen. Derfor er det afgørende at finde en motionsform, der skaber glæde og velvære, da det er denne positive følelse, der aktiverer de sundhedsfremmende mekanismer i kroppen.

Epigenetikken åbner døren til en ny forståelse af sygdom og helbredelse. Den fortæller os, at vi ikke blot er produkter af vores gener, men aktive med skabere af vores eget liv og velbefindende.

Ved at ændre vores tanker og følelser, kan vi ændre vores biologi – og dermed vores fremtid.

Du er ikke offer for dine gener

Mange mennesker tror, at deres helbred er forudbestemt af deres gener – at hvis deres forældre har lidt af en bestemt sygdom, er det deres skæbne at følge samme vej. Men hvad nu, hvis vores gener ikke er en urokkelig dom, men snarere en fleksibel plan, der tilpasser sig vores miljø, tanker og følelser?

Videnskaben inden for epigenetik har afsløret, at selvom vi ikke kan ændre vores DNA, har vi magten til at påvirke, hvordan vores gener kommer til udtryk. Dette betyder, at vi ikke er dømt til en bestemt skæbne baseret på vores arv, men derimod kan tage aktiv kontrol over vores helbred gennem vores livsstil, tankemønstre og følelser.

Sindets magt over kroppen

Vores sind har en afgørende rolle i, hvordan vores krop fungerer. De fleste af os er desværre programmeret fra en tidlig alder med negative forventninger omkring vores helbred. Udsagn som *"Jeg bliver nemt forkølet"* eller *"Kræft ligger til familien"* kan ubevidst aktivere fysiologiske mekanismer, der undergraver vores sundhed. Når vi tror på disse overbevisninger, sender hjernen kemiske signaler gennem blodet, der påvirker cellernes funktion og kan fremme enten sundhed eller sygdom.

Hjernen kontrollerer kroppens biokemi gennem blodets kemiske sammensætning. De stoffer, som hjernen frigiver, afspejler vores følelser, tanker og overbevisninger. Hvis vi lever i et miljø præget af stress, traumer og negative tanker, kan vi gennem epigenetikken aktivere gener, der er forbundet med sygdom. Omvendt, hvis vi skaber et miljø præget af positivitet, velvære og sunde livsvalg, kan vi aktivere gener, der fremmer sundhed og balance.

Du kan påvirke din genetik

Forskning viser, at under 1% af alle sygdomme skyldes et enkelt fejlbehæftet gen. Dette betyder, at de fleste sygdomme ikke er uundgåelige, men derimod afhængige af vores livsstil og miljø. Vi har med andre ord en langt større kontrol over vores helbred, end vi tidligere har troet.

Gennem traumeregulering kan du opnå følgende og dermed aktivere sunde gener

- **Leve i et sundt fysisk og psykisk miljø**: Gode relationer, sund kost, motion og stresshåndtering har en direkte indvirkning på vores geners udtryk.

- **Ændre vores tankemønstre**: Ved at fokusere på positive tanker og overbevisninger kan vi skabe en biokemi i kroppen, der understøtter sundhed.

- **Reducere stress og frygt**: Kronisk stress frigiver skadelige hormoner, der kan aktivere sygdomsfremmende gener.

- **Omfavne glæde og taknemmelighed**: Følelser af kærlighed, glæde og taknemmelighed frigiver kemiske signaler, der fremmer et sundt genetisk udtryk.

Du har magten over dit helbred

Epigenetik viser os, at vi ikke er fastlåste af vores gener, men at vi tværtimod har en enorm indflydelse på vores sundhed gennem de valg, vi træffer hver dag. Vores celler reagerer ikke kun på næringsstoffer og motion, men også på vores følelser, tanker og omgivelser.

Når vi lever i glæde og balance – elsker den mad vi spiser, nyder den bevægelse vi dyrker, og omgiver os med mennesker, der giver os energi – skaber vi det perfekte miljø for vores celler til at trives. Det handler ikke om at følge rigide regler, men om at mærke efter, hvad der føles godt og rigtigt for os.

Ligesom et barn vokser bedst i kærlige rammer, gør vores krop det samme. Så lad os tage ansvar for vores indre miljø, nære vores celler med glæde, og skabe en sundhed, der ikke kun handler om fraværet af sygdom, men om livskvalitet, energi og trivsel.

Din sundhed er ikke en tilfældighed – den er et samspil mellem dine valg, din kærlighed til livet og din evne til at lytte til din krop.

Al den forskning og videnskab, jeg deler, stammer fra cellebiologen Bruce Lipton.
Min viden om epigenetik er baseret på hans kurser, videoer og materialer.

Du kan læse mere om epigenetik på: www.brucelipton.com, *hvor han forklarer det hele på en enkel og forståelig måde.*

Refleksionsspørgsmål

- Hvilke overbevisninger har du arvet omkring sundhed og sygdom?

- Er der noget, du tror om din krop, som du kunne være nysgerrig på at ændre?

- Hvordan føles det at vide, at du ikke er offer for dine gener – men medskaber af dit velbefindende?

Øvelse: Din sundhedsfortælling

1. Find et roligt sted, og tag et stykke papir frem

2. Skriv en sætning, du ofte har hørt om sundhed i din barndom (fx "det ligger til familien")

3. Spørg dig selv: *Er denne sætning sand – eller blot noget, jeg har lært at tro?*

4. Skriv en ny sætning, der støtter dig bedre, fx:

   - "Min krop har en utrolig evne til at heale."

   - "Jeg kan påvirke mit helbred gennem kærlighed og nærvær."

   - "Mine gener er ikke min skæbne – jeg er fri til at vælge nyt."

Når vi ændrer fortællingen om os selv,
ændrer vi også den biologi, vi lever i.

En stille efterklang

Epigenetik er ikke kun videnskab – det er et kærligt kald til os om
at tage ansvar.
At tage vores plads som bevidste med skabere af vores liv.
Det betyder ikke, at vi skal styre alting perfekt,
men at vi må begynde at lytte, vælge og nære med intention.

At forstå epigenetik er at forstå,
at *hver tanke og følelse er som et frø i jorden.*
Det, du vander – det vokser.

Du har allerede alt, hvad du behøver for at skabe grobund for
sundhed, nærvær og frihed.

Du er ikke din fortid.
Du er ikke din families sygdomshistorik.
Du er det levende, skabende nu.

Kapitel 12

"Når vi åbner os for åndens vejledning,
begynder vi at leve mere autentisk.

Vi slipper frygten og omfavner tilliden.
Vi forstår, at livet ikke blot er en række tilfældige hændelser,
men en smukt orkestreret symfoni af læring, kærlighed og vækst."

Krop og sind

Når vi forstår, at vi er mere end krop og sind – at vi er sjæle på en evig rejse – åbner der sig en ny horisont. Pludselig giver vores længsler, smerter og mønstre en dybere mening. Hvad vi troede var tilfældigheder, kan nu ses som muligheder for vækst. Og de traumer, vi bar med os i tavshed, bliver budbringere om healing.

I dette kapitel bevæger vi os ind i det felt, hvor spiritualitet og psykologi mødes – hvor vores liv ikke kun ses som en række hændelser, men som en bevidst rejse. Måske er du allerede åben for tanken om tidligere liv og sjælens visdom. Måske er det nyt for dig. Uanset hvor du står, så lad dig blot læse med hjertet – og mærk efter, hvad der føles sandt for dig.

Livet er ikke en straf, men en udviklingsrejse – fra pattedyr til menneske

Fra et spirituelt perspektiv er vi alle sjæle på en evig udviklingsrejse, der strækker sig over mange liv. Hver inkarnation giver os en ny mulighed for at lære, vokse og udvikle os på unikke måder. Når vi fødes på Jorden, træder vi ind i en fysisk krop, men vi bringer en dyb indre visdom med os fra tidligere liv. Dog er denne viden sløret af glemsel, så vi ikke bevidst husker vores tidligere erfaringer. Alligevel kan visse evner, interesser eller stærke tiltrækninger føles naturlige – ofte fordi vi har trænet dem gennem tidligere eksistenser.

Men hvad vil det sige at udvikle sig? Evolution er ikke kun en fysisk proces, men også en spirituel. Fra vores tidligste eksistens som instinktdrevne væsner har vi gradvist udviklet evnen til selvrefleksion, medfølelse og bevidst samvær. Vi bevæger os fra overlevelse til bevidst væren. Jo mere vi forstår dette, desto mere kan vi begynde at tage aktivt del i vores egen udviklingsrejse – ikke som passive ofre for livets hændelser, men som vågne deltagere i vores egen udviklingsrejse.

Egoets funktion og sjælens visdom

På denne rejse spiller egoet og sjælen to forskellige, men vigtige roller. Egoet, formet af vores tidligere oplevelser og underbevidste mønstre, søger kontrol, magt og anerkendelse som en måde at beskytte os selv på. Det forsøger at sikre os tryghed, ofte gennem ydre bekræftelse og præstation. Det ønsker at imponere og opretholde en facade af perfektion, drevet af frygt og behovet for accept.

Sjælen derimod handler med kærlighed, autenticitet og hengivenhed – den søger ikke blot det bedste for os selv, men for alle involverede. Den hvisker i stilheden, hvor egoet råber. Den inviterer til nærvær, hvor egoet presser på. Når vi lader sjælen guide os, skaber vi dybere og mere meningsfulde relationer, hvor tillid og ægte forbindelse kan blomstre.

At have et ego er en naturlig del af det menneskelige sind – vi har det alle. Men vi bliver først egoistiske, når vi udelukkende handler ud fra egne interesser uden hensyn til andre. Den sande balance opstår, når vi anerkender egoets funktion uden at lade det styre os. Når vi giver plads til sjælens visdom, åbnes et liv i større harmoni – med os selv, med andre og med livet selv.

Åndens tilstedeværelse

Når vi tager vores første åndedrag, trækker vi ånden ind i kroppen – og vi indtræder i livet. Med vores sidste udånding slipper vi det igen. Mellem disse to øjeblikke udspiller sig en rejse – en rejse, hvor ånden er vores usynlige ledsager. Den ånd, der ikke blot er en del af os, men selve kernen i vores eksistens. Den bærer visdommen fra vores sjæl og forbinder os med noget langt større end vores fysiske tilstedeværelse.

Nogle kalder denne ånd for Gud, Universet, Lyset, Den Højeste
Bevidsthed eller Skaberen. Uanset navnet er dens essens den
samme – en uendelig strøm af kærlighed, viden og intuition, som
guider os gennem livets udfordringer. Når vi lytter til vores indre
stemme, vores intuition, lytter vi i virkeligheden til denne dybere
forbindelse. Det er den stemme, der visker sandheden i stilheden
og viser os vejen, når vi står over for valg. Den, som aldrig døm-
mer, men blot kalder os hjem til os selv.

Videnskab og spiritualitet

I takt med at flere mennesker søger en dybere forståelse af livets
mysterier, begynder videnskaben også at undersøge sammen-
hængen mellem krop, sind og ånd. Studier viser, at meditation kan
reducere stress, bøn kan have en positiv effekt på helbredet, og at
en åndelig praksis ofte fører til øget livstilfredshed. Kvantefysik an-
tyder, at bevidsthed kan have en direkte indflydelse på vores virke-
lighed – en tanke, der har været central i spirituelle traditioner i tu-
sinder af år.

Flere forskningsprojekter undersøger nu, hvordan tro, spiritualitet
og sundhed påvirker vores helbred. Studier viser, at troende men-
nesker ofte oplever større livskvalitet, har lavere stressniveauer og
endda en lavere risiko for visse sygdomme. Måske har vi endnu
meget at lære om sammenhængen mellem krop, sind og ånd. Må-
ske vil fremtidens videnskab en dag anerkende det, som gamle
spirituelle traditioner altid har vidst – at vores åndelige velbefin-
dende er lige så vigtigt som vores fysiske.

En ny tids bevidsthed

I de senere år er en større åbenhed opstået omkring det spirituelle. Flere mennesker føler en indre længsel efter noget mere – en dybere mening, en større sammenhæng. Mange oplever spirituelle gennembrud, intuitive erkendelser og uforklarlige hændelser, der vækker deres bevidsthed.

Vi lever i en tid, hvor vi ikke længere blindt accepterer frygtbaserede systemer, men i stedet søger sandheden i vores egne hjerter. Vi bevæger os fra at være styret af ydre autoriteter til at genfinde vores indre visdom. Når vi stopper op og lytter indad, mærker vi åndens tilstedeværelse. Den er i stilheden, i naturens susen, i det kærlige blik fra et medmenneske. Den er ikke langt væk, men tættere på, end vi tror – i vores eget hjerte.

Når vi åbner os for åndens vejledning, begynder vi at leve mere autentisk. Vi slipper frygten og omfavner tilliden. Vi forstår, at livet ikke blot er en række tilfældige hændelser, men en smukt orkestreret symfoni af læring, kærlighed og vækst. Og i det øjeblik vi virkelig ser dette, forstår vi, at vi aldrig har været alene.

"Langsomt måtte jeg indse, at selv om jeg ikke forstår det eller kan forklare det med de tilgængelige kundskabsressourcer, så kan jeg ikke som forsker tillade mig at afvise det".
professor Jan-Olav Henriksen

Læs mere på disse links:

https://pov.international/videnskab-tro-og-spirituelle-oplevelser/

https://www.thelancet.com/journals/lanepe/article/PIIS2666-7762(23)00020-0/fulltext

https://www.sdu.dk/da/nyheder/nyt-studie-vil-goere-op-med-tabu-om-aandelighed

https://ugeskriftet.dk/nyhed/mod-professoren-der-ved-tro-er-sundt

https://www.kristeligt-dagblad.dk/kirke-tro/spiritualitet-og-viden-skab-krydser-spor

Traumer: Nedarvede eller fra tidligere liv

Traumer kan manifestere sig på mange måder – som uforklarlig frygt, fysiske symptomer eller dybe følelsesmæssige sår. Men hvor stammer de fra? To perspektiver, der ofte diskuteres i spirituelle kredse, er nedarvede traumer og traumer fra tidligere liv. Selvom de kan opleves ens på overfladen, har de forskellige oprindelser.

Nedarvede traumer – slægtens byrde

Nedarvede traumer overføres gennem generationer, ofte uden at vi bevidst er klar over deres oprindelse. De kan sætte sig i kroppen biologisk via epigenetik eller manifestere sig psykologisk gennem familiehistorier, adfærdsmønstre og usynlige loyaliteter.

Hvordan opleves et nedarvet traume?

- En dyb, uforklarlig følelse af sorg, frygt eller skyld, uden nogen konkret oplevelse, der kan forklare den.

- Gentagende mønstre i familien, såsom misbrug, fattigdom, sygdom eller tab.

- En følelse af at bære en byrde, der ikke føles som ens egen.

- Fysiske symptomer, som kan være forbundet med tidligere generationers traumer, fx stress, angst eller uforklarlige smerter.

Barnets samspil med moderen er en af de første sociale påvirkninger af dets genetiske arv. Allerede i livmoderen deler barnet en dyb forbindelse med moderen – ikke kun fysisk, men også følelsesmæssigt og energetisk. Tanker, følelser og stemninger overføres umærkeligt, og efter fødslen fortsætter barnet med ubevidst at kopiere sine primære omsorgspersoner, ofte forældrene. Da hjernen på dette tidspunkt endnu ikke har udviklet rationel bevidsthed,

sker denne læring intuitivt og automatisk, hvilket kan videreføre
både positive mønstre og traumer fra tidligere generationer.

Et eksempel:
Ethel var som ung pige, ude og tjene på nabogården. Herren i hu-
set havde et stort rødt hår og var meget glad for sine to store
schæferhunde. Denne mand havde den holdning, at da han var
herre på denne store præstigefyldte gård, kunne han tillade sig at
behandle sine ansatte som han ville. Hans vilje og behov var lov
på gården.

Ethel opdagede, at hver gang, at herren var omkring hende med
hans hunde i løbet af dagen, kom han altid på besøg om natten.
Hun hadede disse besøg. Hver en celle i hendes krop havde den
største afsky for gårdejere, rødhårede mænd og store hunde.

Hendes adfærd resten af livet lod det være klart, at det var farligt
at være sammen med gårdejere, rødhårede mænd og store
hunde. Hun kunne ikke fortælle hvorfor, da der var stor skam kob-
let til hendes tidligere traumer. Men gennem hendes adfærd, blev
denne frygt nedarvet til hendes børn og børnebørn og oldebørn.

En frygt der ikke længere er relevant, men stadig sidder i cellernes
hukommelse. Og kan give store reaktioner, både mentalt, emotio-
nelt og som smerter i kroppen.
En historisk forståelse af familiens fortid og anerkende de traumer,
der er blevet videreført, er nødvendig for en traumeforløsning.

Traumer fra tidligere liv – sjælens erindringer

Traumer fra tidligere liv er oplevelser, som sjælen har båret med sig fra tidligere inkarnationer. Disse kan aktiveres i det nuværende liv gennem bestemte situationer, steder eller relationer, som genkalder fortidens oplevelser.

Hvordan opleves et traume fra tidligere liv?

- Uforklarlig frygt eller fobier uden nogen logisk årsag (f.eks. frygt for vand uden at have haft en traumatisk oplevelse i dette liv).

- En stærk forbindelse til bestemte steder, tidsperioder eller kulturer, som om man har været der før.

- Gentagende drømme eller flashbacks, der føles virkelige og intense.

- Fysiske reaktioner, såsom smerter eller spændinger i kroppen, relateret til en tidligere død (f.eks. smerte i halsen, hvis man er blevet hængt i et tidligere liv).

- Dybe sjælelige forbindelser til mennesker, hvor relationen føles ældre end dette liv.

Et eksempel

Linda blev gennem regression ført tilbage til erindringer fra en inkarnation i et tidligere liv. Hun oplevede præcist hvor hun boede, hun så sin familie og hvad hun arbejde med. Hun var healer og boede i udkanten af en skov, hvor hun samlede urter ind, til at lave hendes naturmedicin. Hun vidste at hun var glad og tilfreds med

hendes liv. Desværre er det i den tid, hvor hekseafbrændingerne
foregår. Hun bliver anklaget og bliver ført op på torvet i landsbyen.
Hun ser ud over folkene der står og skal overvære hendes snarlige
død. Mange kigger ned i jorden, fuld af sorg. Det er alle dem hun
har hjulpet igennem livet.
Hun ved at hun skal dø – en uretfærdig død. Hun oplever døds-
øjeblikket enormt fredfyldt, med forståelse, tilgivelse og kærlighed.
Alt sammen som en dyb bevidsthed, ikke som følelser.

Denne type af traumer skal bearbejdes anderles end et traume,
man oplever i indeværende liv, eller et nedarvet traume.
Man vil her skulle gennemleve dette liv igen, indtil man finder en
"god løsning" på det der tidligere var et traume.
Linda vi lige har læst om, er i dette indeværende liv igen healer.
Hun laver ikke længere urtemedicin, eller bor i en skov – men det
er heller ikke væsentligt for selve traumet.

I dette liv, har hendes valg om at arbejde som healer, betydet at
flere af hendes nærmeste relationer, ikke kan acceptere hendes
valg. Deres holdning er at hun burde få et ordentligt arbejde. Hun
oplever at de kan finde på at udstille hende, tale nedladende om
hendes erhverv foran andre. Linda oplever en stor uretfærdighed.
For flere af disse nære relationer vil jo gerne modtage hendes
hjælp og healing, når de har smerter.

Vi lever heldigvis ikke længere i det 1600 århundrede, hvor hun
blev brændt på bålet, men i det 2100 århundrede, og denne gang i
dette liv, kan Linda ændre oplevelsen af uretfærdighed, til bevidst
at søge mod det hun ønsker sig. Der kan være flere veje til en god
og bedre afslutning på dette sjælelige traume eller opgave.

Når børn fødes med hukommelse fra tidligere liv

I sjældne tilfælde fødes børn uden den "glemsel", som normalt følger med reinkarnation. Allerede fra 2-3-årsalderen begynder nogle af disse børn at fortælle detaljerede beretninger om tidligere liv. De kan huske deres tidligere navn, forældrenes navne, hvor de boede, og endda hvordan de døde. Disse historier kan ofte verificeres, hvilket vækker stor undren og interesse blandt forskere, spirituelle kredse og forældre.

Glemslens betydning i vores udvikling

Ifølge spirituelle traditioner fødes vi normalt med en sløret hukommelse om tidligere liv. Dette sker for at give os de bedste forudsætninger for at udvikle os uden at være tynget af tidligere oplevelser. Livets rejse handler om læring og vækst, og uden denne glemsel kunne vi risikere at hænge fast i gamle traumer eller bånd, som hæmmer vores nuværende udvikling. Men når denne mekanisme udebliver, og et barn husker tidligere liv, rejser det spørgsmål om sjælens natur, bevidsthedens kontinuitet og de læringer, vi bringer med os fra liv til liv.

Når et barn husker tidligere liv

Når et barn kommer til verden med hukommelse fra et tidligere liv, kan det være en både fascinerende og udfordrende oplevelse for forældrene. Det vigtigste er at møde barnet med åbenhed og forståelse. At lytte til dets fortællinger uden at afvise dem giver barnet tryghed og validering. Hvis barnet føler sig forkert eller afvist, kan det føre til usikkerhed og følelsen af at være anderledes på en negativ måde.

Hvad kan forældre gøre?

- **Lyt og bekræft**: Uanset om man tror på reinkarnation eller ej, er det vigtigt at lytte til barnet uden at afvise dets oplevelser.

- **Skriv oplevelserne ned**: Mange af disse minder forsvinder ofte, når barnet bliver ældre. At føre en dagbog kan hjælpe med at bevare disse fortællinger.

- **Undgå at presse**: Stil åbne spørgsmål, men lad barnet selv styre samtalen.

- **Søg viden**: Hvis beretningerne er meget detaljerede, kan det være spændende at undersøge, om der findes historiske beviser, der understøtter dem.

- **Sørg for følelsesmæssig støtte**: Børn, der husker tidligere liv, kan have stærke følelser knyttet til deres oplevelser. Nogle har endda traumer fra tidligere dødsoplevelser. Det er vigtigt at hjælpe dem med at bearbejde disse følelser på en tryg måde.

Videnskabelige og spirituelle perspektiver

Der er mange eksempler på børn, der har fortalt om tidligere liv med en detaljerigdom, der er svær at forklare rationelt. Forskere som Dr. Ian Stevenson og Dr. Jim B. Tucker har undersøgt hundredvis af sådanne tilfælde og dokumenteret bemærkelsesværdige sammenfald mellem børns beretninger og historiske personer.

Fra et spirituelt perspektiv tolkes dette som et bevis på sjælens rejse og evige udvikling. Måske har disse børn en særlig mission, eller måske skal de lære os noget om vores eksistens og bevidsthedens natur.

Matías De Stefano er kendt for sine fortællinger om at huske tidligere liv og forstå universets strukturer fra et spirituelt perspektiv. Han deler sin viden om, hvordan sjæle udvikler sig, og hvordan nogle mennesker, som ham selv, kan huske detaljer fra før deres nuværende liv.

https://matiasdestefano.org/

Afrunding

Vi lever i en tid, hvor mange længes efter dybere mening – efter at forstå sig selv på flere niveauer. Igen og igen viser livet os, at vi ikke er her for at perfektionere os, men for at lære. Nogle gange gennem kærlighed. Andre gange gennem smerte.

Traumer er ikke kun psykiske aftryk. De kan være energetiske erindringer fra sjælens rejse, eller nedarvede spor fra slægten. At forstå dette giver ikke blot mening – det giver håb. For det betyder, at det, vi bærer, kan forløses. Og at det, vi ikke forstår, stadig kan heales.

Måske er du her ikke for første gang. Måske er det netop i dette liv, du skal bryde en gammel kæde og vælge en ny vej. Måske er det nu, du for første gang tør stole på, at din intuition er vis – og at du allerede bærer svarene i dit indre.

Refleksionsspørgsmål:

- Har du oplevet noget i dit liv, der føltes større end dig – som om det kom "et andet sted fra"?

- Bærer du på en frygt, længsel eller evne, som du ikke kan forklare rationelt?

- Hvilken rolle spiller spiritualitet i dit liv – og hvad længes du efter at udforske mere?

- Hvordan ville det ændre din måde at være i verden på, hvis du virkelig troede, du var her med en større mening?

Øvelse: Sjælens erindring

1. Sæt dig et stille sted og luk øjnene

2. Forestil dig, at du møder dit ældre, vise jeg – en version af dig selv, som har levet mange liv og ved, hvorfor du er her

3. Stil dette "indre jeg" et spørgsmål, fx:
   "Hvad har jeg brug for at huske lige nu?"

4. Lyt med hjertet – og lad det første billede, følelse eller tanke opstå

5. Skriv det ned, som en besked fra din sjæl

Du behøver ikke forstå det hele. Du må gerne mærke det i stedet.

Måske er du ikke kommet hertil for at lære alt nyt – men for at huske det, du allerede ved

Kapitel 13

*"Selvhypnose er nøglen til at åbne sindet,
styre vores indre verden og skabe positive forandringer
ved at få adgang til den kraft, vi allerede bærer inden i os."*

Her får du en række øvelser – små skridt med stor betydning.

Alle er skabt for at hjælpe dig tilbage til dig selv. Til at finde ro, mærke dig selv og lytte til det, der hvisker inderst inde. Det handler ikke om at gøre det perfekt, men om at give dig selv plads. Plads til nærvær. Plads til dig.

Energiens kraft i dine tanker

For at forstå denne øvelse, skal vi først erkende én vigtig sandhed:

Alt er energi.

Vi *er* energi, vi *har* energi, og vi *udveksler* energi med hinanden – bevidst eller ubevidst.

Når vi er sammen med andre mennesker, påvirkes vi af deres energi.

Nogle mennesker fylder os med lys og glæde, mens andre kan dræne os.

Nogle gange kan vi tage andres energi så meget på os, at vi pludselig føler os trætte, urolige eller utilpasse uden at forstå hvorfor.

Denne øvelse vil hjælpe dig med at *se*, hvordan dine tanker – din energi – skaber din fysiske virkelighed.

Øvelse: Tankens kraft

Du skal bruge:
 En mønt
 En snor (fx en sytråd eller en tynd snor)

Sådan gør du:

1. Bind mønten fast i snoren.

2. Hold snoren mellem dine fingre, så mønten hænger frit.

3. Hold hånden helt stille, og kig på mønten.

Nu skal du bruge din tanke:

- **Tænk meget klart:** *Mønten bevæger sig fra side til side.*

- Se det for dig.

- Føl det ske.

- **Opdag nu, at mønten begynder at bevæge sig fra side til side!**

Nu prøver vi noget nyt:

- **Tænk nu:** *Mønten bevæger sig op og ned.*

- Mærk hvordan den langsomt ændrer retning.

Til sidst:

- **Tænk:** *Mønten drejer rundt.*

- Og se, hvordan den begynder at snurre.

Hvad betyder det?

Selvom du ikke bevidst bevæger hånden, så reagerer mønten alligevel på dine tanker.

Dette viser, at dine tanker *er* energi.

Dine tanker påvirker den fysiske virkelighed.

Hver dag skaber dine tanker din virkelighed – ikke kun med en mønt, men i alt, hvad du gør.

- Hvis du tænker negativt om dig selv, begynder du at føle dig tung og træt.

- Hvis du tænker positivt og styrkende, får du mere energi og overskud.

Øvelsen er et bevis på, at **din energi styrer mere, end du tror**.

Så næste gang du føler dig tung, stresset eller tappet for energi, så husk:

Du kan ændre din energi med dine tanker.

Du kan rense dig for andres energi og tage din egen energi tilbage.

Du skaber din virkelighed – hver eneste dag.

Øvelse: Lyt til din krops svar

Vores krop er klogere, end vi tror. Den kommunikerer hele tiden med os, men vi er ofte ikke vant til at lytte.

Har du svært ved at tyde din krops signaler? Så kan du spørge den direkte – og få et tydeligt *ja* eller *nej*.

Denne øvelse hjælper dig med at få svar fra din underbevidsthed og din krops intelligens.

Sådan gør du:

1 Stil dig op med rank ryg.
2 Sørg for, at dine fødder peger lige frem.
3 Bøj knæene en smule, så du står afslappet og stabilt.
4 Tag en dyb vejrtrækning, og slap helt af i kroppen.

Nu er du klar til at stille spørgsmål!

Spørg KUN om positive ting, der drejer sig om dig selv.
Eksempler:

- Er denne vitaminpille god for mig?

- Har min krop brug for mere vand?

- Er dette den rigtige behandling for mig?

Hvis du vil spørge ind til kost eller kosttilskud:

- Hold produktet på din navle (udenpå tøjet).

- Hvis du ikke har det fysisk, kan du blot tænke på det.

Vent nu på din krops svar:
Hvis du tipper *fremad* → Svaret er JA.
Hvis du tipper *bagud* → Svaret er NEJ.
Hvis du bliver stående helt stille → Enten er spørgsmålet ikke præcist nok, eller svaret er neutralt.

Vær opmærksom på ikke at falde!

Hvad sker der i kroppen?

Når du stiller et spørgsmål, reagerer dit underbevidste sind og dit nervesystem med en lille muskelbevægelse.

Når kroppen tipper fremad, er det et tegn på tiltrækning – noget er godt for dig.
Når kroppen tipper bagud, er det et tegn på frastødning – noget er ikke godt for dig.

Denne øvelse hjælper dig med at komme i kontakt med din krops naturlige visdom.

Jo mere du øver dig, desto lettere bliver det at mærke din krops signaler!

Selvhypnose

Selvhypnose er en kærlig måde at tage lederskab over sin indre verden.

Det er ikke manipulation eller selvbedrag – tværtimod. Det er en metode, hvor du skaber forbindelse til din underbevidsthed, og lærer at samarbejde med den – i stedet for at kæmpe imod dig selv.

Mange af vores vaner, reaktioner og tanker kommer fra dybe lag i os, som ikke styres af viljestyrke alene. Men når vi arbejder i en afslappet og fokuseret tilstand, hvor hjernen skifter bølgelængde, får vi adgang til disse lag – og her begynder transformationen.

Du har allerede alt, hvad du behøver. Alt du skal gøre, er at skabe et trygt rum – og lytte.

Hvordan hjernebølger påvirker din bevidsthed

Din hjerne behandler verden forskelligt afhængigt af dit fokus og din tilstand:

- **Beta-hjernebølger:** Når du er optaget af det ydre liv og de materielle omgivelser, arbejder din hjerne i beta-tilstand. Her er du vågen, bevidst og opmærksom på verden omkring dig.

- **Alfa-hjernebølger:** Når du lukker øjnene og fjerner ydre sanseindtryk, begynder din hjerne at arbejde langsommere. I alfa-tilstand bliver din indre verden mere reel, og du får lettere adgang til fantasi og kreativitet.

- **Theta-hjernebølger:** Hvis du slapper endnu mere af og din vejrtrækning ændrer sig, glider du ind i theta-tilstand. Her er kroppen i en tilstand mellem søvn og vågenhed, hvilket giver adgang til dyb underbevidsthed og mulighed for øjeblikkelig forandring.

Når du ændrer dine hjernebølger, påvirker du dit analytiske sind og får adgang til din underbevidsthed.

De mange fordele

Selvhypnose har mange fordele og kan være et kraftfuldt redskab til at styrke både krop og sind. Her er nogle af de største fordele:

1. Reducerer stress og angst

Selvhypnose hjælper med at bringe sindet i en dyb, afslappet tilstand, hvilket reducerer stress og angst. Det kan hjælpe med at sænke kortisolniveauet (stresshormonet) og skabe en følelse af ro og balance.

2. Forbedrer søvnkvaliteten

Mange mennesker oplever forbedret søvn, fordi selvhypnose hjælper med at slappe af, lukke forstyrrende tanker ude og forberede kroppen på hvile.

3. Øger selvtillid og selvværd

Gennem gentagne positive bekræftelser kan selvhypnose styrke ens tro på sig selv og ens evner. Det kan være en effektiv metode til at ændre negative tankemønstre og skabe et mere positivt selvbillede.

4. Styrker fokus og koncentration

Ved at bringe sindet i en fokuseret og afslappet tilstand kan selvhypnose forbedre koncentrationsevnen og hjælpe med at holde opmærksomheden på det, der er vigtigt.

5. Hjælper med at slippe dårlige vaner

Selvhypnose kan bruges til at programmere underbevidstheden til at give slip på uhensigtsmæssige vaner som rygning, overspisning eller negative tankemønstre og i stedet erstatte dem med sundere alternativer.

6. Øger kropsbevidsthed og velvære

Mange bruger selvhypnose til at styrke forbindelsen mellem krop og sind, hvilket kan føre til bedre kropsbevidsthed, sundere valg og øget energi.

7. Understøtter fysisk healing og styrker immunforsvaret

Selvhypnose kan understøtte kroppens naturlige healingsproces ved at reducere stress, øge afslapning og skabe et positivt mentalt miljø, der gavner immunforsvaret.

8. Forbedrer livskvaliteten

Ved at arbejde med underbevidstheden kan selvhypnose hjælpe med at skabe et mere positivt, balanceret og tilfredsstillende liv.

Uanset om målet er at slappe af, ændre vaner eller forbedre helbredet, kan selvhypnose være et effektivt og naturligt værktøj til personlig udvikling og velvære.

Den bedste tid på dagen at lytte til selvhypnose afhænger af dit formål og din daglige rutine. Her er nogle retningslinjer:

Morgenen

- **Fordel**: Starter dagen med en positiv og fokuseret energi.
- **Hvornår?** Lige efter du vågner, mens sindet stadig er i en afslappet tilstand mellem søvn og vågenhed.
- **Godt til**: Øget selvtillid, motivation, og en positiv start på dagen.

Eftermiddag / Pause i løbet af dagen

- **Fordel**: Kan give et energiboost og mental klarhed.

- **Hvornår?** Midt på dagen, f.eks. under en pause, hvis du føler dig træt eller overvældet.

- **Godt til**: Stressreduktion, fornyet fokus og mental klarhed.

Aftenen

- **Fordel**: Fremmer dyb afslapning og hjælper med at falde i søvn.

- **Hvornår?** Når du har lagt dig i sengen for natten, her er kroppen og sindet naturligt i en mere afslappet tilstand.

- **Godt til**: Forbedret søvnkvalitet, dyb ro og mental healing.

Hvor ofte bør man lytte?

- **Dagligt** for de bedste resultater, især hvis du arbejder på at ændre tankemønstre eller vaner.

- **Minimum 3-4 gange om ugen**, hvis du har en travl hverdag, men stadig vil opleve fordelene.

- **Gerne i mindst 21-30 dage**, da gentagelse er nøglen til at omprogrammere underbevidstheden.

Ekstra tip:

- **Brug nutidige bekræftelser**, f.eks.: *"Jeg er rolig og i balance"* i stedet for *"Jeg vil snart føle mig rolig"*.
- **Formuler dine ønsker som målsætninger**, ikke kun som noget, du oplever lige nu. Eksempel: *"Jeg er succesfuld i mit arbejde"* eller *"Jeg har et harmonisk og kærligt forhold"*.
- **Indtal bekræftelserne med en rolig og dyb stemme**, så dit sind lettere kan føle sig afslappet og tage dem til sig.

Gentagelser skaber nye vaner i underbevidstheden. Jo oftere du lytter, desto mere naturlig bliver forandringen – og snart vil de positive tanker og følelser føles som en del af dig.

Et forslag:

Luk øjnene. Tag en dyb, rolig indånding. Mærk, hvordan din krop fyldes med frisk luft, liv og energi. Og når du ånder ud, mærk hvordan alle spændinger og bekymringer forlader din krop. Med hver indånding tager du ny, styrkende energi ind. Med hver udånding slipper du alt, hvad du ikke længere har brug for. Du er rolig, du er tryg, du er i balance.

Forestil dig, at du befinder dig et sted, hvor du føler dig tryg og godt tilpas. Måske en smuk skovlysning, en solrig strand eller et roligt rum fyldt med fred. Her er du fri, her er du afslappet.

Nu ligger du her og tillader dig selv at synke dybere og dybere ned i en dejlig afslappet tilstand – så dybt som det føles rart for dig, så dybt som det føles behageligt, dybere og dybere…

Jeg er nu så dybt afslappet, at jeg har fuld adgang til mit underbevidste sind. Her dybt nede er jeg i stand til at lægge forslag til forbedringer ind i mit sind….

Jeg er taknemlig for mit liv og min sunde og raske krop, dybt taknemlig over at jeg frit og ubesværet kan trække vejret præcis som min krop behøver det. Hver eneste vejrtrækning er en gave, en kilde til ro og velvære. Jeg er taknemmelig. Jeg er taknemmelig. Jeg er taknemmelig. Mit hjerte fyldes med glæde, og min sjæl fyldes med fred. Jo mere jeg fokuserer på min taknemmelighed, jo mere harmoni bringer jeg ind i mit liv.

Det føles naturligt og rart, at jeg tydeligt føler, tænker og handler til mit eget bedste. Jeg fornemmer helt tydeligt, hvad der er godt for mig, og jeg handler på det med rigtig god samvittighed. Jeg har tillid til mig selv, min dømmekraft og min intuition. Hver dag vælger jeg at lytte til mig selv. Hver dag vælger jeg at handle i overensstemmelse med mine behov. Det giver mig en enorm frihed og lettelse at stå op for mig selv. Jeg står op for mig selv med glæde, med ro og med kærlighed. Jeg er i stand til at tage de rette beslutninger for mig selv. Jeg ved, hvad der er bedst for mig, og jeg lytter til denne visdom.

Jeg kommunikerer tydeligt. Mine ord flyder frit og naturligt. Jeg siger det, jeg mener, med ro, klarhed og selvsikkerhed. Jeg bliver hørt. Jeg bliver forstået. Jeg bliver respekteret. Det føles trygt og naturligt at udtrykke mig klart og tydeligt. Jeg kommunikerer fra hjertet, og jeg mødes med forståelse og respekt. Hver samtale, jeg deltager i, bringer mig glæde og indsigt. Jeg har evnen til at skabe dybe og meningsfulde forbindelser gennem mine ord.

Jeg elsker mig selv og min sunde og raske krop. Jeg nyder at mærke, hvordan min krop altid samarbejder med mig. Jeg er fuldstændig rask og glad. Mine tanker er rolige og fyldt med glæde og optimisme. Min krop er stærk, smidig og energifyldt. Mit sind er roligt og klart. Jeg føler mig fri, jeg føler mig stærk, jeg føler mig levende. Hver celle i min krop er fyldt med liv og vitalitet.

Mit immunsystem er stærkt, meget stærkt. Jeg er rask, energisk og glad – rigtig glad. Jeg føler en boblende glæde i hele min krop. Jeg føler mig let, fri og fuld af livskraft. Jeg er stærk. Jeg er rask. Jeg er lykkelig. Hver dag vågner jeg op med ny energi og begejstring for livet. Min krop er en kilde til kraft og sundhed.

Jeg tilfører mig selv sødme, ved at tale kærligt og sødt til mig selv. Hver eneste dag vælger jeg at tale til mig selv med venlighed og respekt. Mine ord til mig selv er fyldt med kærlighed. Jeg nærer mig selv med positive tanker og kærlige ord. Jeg er elsket. Jeg er værdsat. Jeg er nok, præcis som jeg er. Mit selvværd vokser dag for dag. Jeg hviler i mig selv med tillid og glæde.

Jeg er elsket, accepteret og værdsat. Jeg møder andres anerkendelse blot ved at være præcis den, jeg er. Jeg er allerede ønsket, tilvalgt og værdifuld. Jeg er fyldt op med glæde til livet. Jeg er værdsat og meget betydningsfuld, for mig selv, for min familie og for alle, jeg møder på min vej igennem livet. Hver eneste dag bringer jeg kærlighed og lys ind i verden. Jeg er en vigtig del af dette univers.

Jeg er god til at mærke mine behov. Jeg lytter til mig selv. Jeg mærker tydeligt, hvem jeg er, og hvad jeg har lyst til og brug for. Jeg respekterer mine behov, og jeg står op for mig selv. Fordi jeg elsker og respekterer mig selv. Jeg har evnen til at skabe balance i mit liv. Jeg giver mig selv det, jeg har brug for. Jeg lytter til mit hjerte og min krop.

Jeg drikker godt med vand hver dag. Hver slurk nærer min krop. Hver slurk giver mig energi og velvære. Vandet renser og styrker min krop. Jeg mærker, hvordan det fylder mig med liv og vitalitet. Hver eneste celle i min krop jubler over den næring, jeg giver den. Jeg føler mig frisk, ren og sund.

Jeg spiser sundt, og jeg stopper, når min krop er mæt. Jeg spiser med nærvær og nydelse. Jeg giver min krop præcis det, den har brug for. Maden er fyldt med lækker smag, vitaminer, mineraler og det føles godt at spise denne mad

 Min krop ved, hvad den behøver, og jeg lytter til den. Jeg er opmærksom på min krops signaler. Jeg nyder hvert måltid, og jeg værdsætter den næring, jeg får.

Mit immunsystem bliver stærkere og stærkere. Jeg sover bedre – jeg vågner frisk og veludhvilet. Jeg er energisk og glad – rigtig glad. Det er sådan sund mad får mig til at føle – fri, tryg, energisk og glad. Det betyder, at det er nemt for mig at vælge sund mad!

Jeg motionerer hver dag. Min krop elsker at bevæge sig. Jeg nyder at mærke styrken i mine muskler og friheden i min bevægelse. Hver bevægelse giver mig energi, glæde og balance. Jeg føler mig stærk, jeg føler mig fri, jeg føler mig levende. Bevægelse bringer mig glæde, sundhed og styrke.

Jeg stoler på min intuition. Jeg mærker tydeligt, hvad der er rigtigt for mig. Jeg lytter til den stille stemme i mig, som altid guider mig i den rette retning. Jeg har tillid til mig selv. Jeg har tillid til mit liv.

Mit immunsystem er stærkt, meget stærkt. Jeg har en god appetit på livet. Jeg er rask, energisk og glad – rigtig glad.

Godnat

(Denne del kan du bruge, hvis du laver selvhypnosen om dagen, og naturligvis undlader: Godnat)

Og nu, langsomt og roligt, begynder du at vende tilbage til rummet omkring dig. Du mærker underlaget under dig, lydene omkring dig, og du føler dig afslappet, fyldt med ro og glæde. Når du åbner dine øjne, bringer du denne følelse med dig. En følelse af ro, styrke og dyb glæde.

Du er klar. Klar til at leve dit liv med kærlighed, styrke og balance. Klar til at tage hånd om dig selv med venlighed og respekt. Klar til at være dig – fuldt og helt.

Tag en sidste dyb indånding. Og når du puster ud, åbn dine øjne. Velkommen tilbage.

Du har nu lært en metode, som kan forandre hele din virkelighed – ikke med magi, men med bevidsthed.

Selvhypnose er som at vande dine indre frø med næring og opmærksomhed. Det kræver ikke, at du er perfekt. Kun at du møder dig selv med venlighed – dag for dag.

Husk: Hver gang du tager dig tid til at gå indad, vælger du dig selv. Hver gang du skaber positive tanker og følelser i dit indre landskab, ændrer du den energi, du sender ud – og det, du modtager tilbage.

Din underbevidsthed arbejder altid. Spørgsmålet er bare: Arbejder den med dig – eller imod dig?

Når du bruger selvhypnose, bliver den din største allierede.

DEL 2

FORSTÅ Din intelligente krop

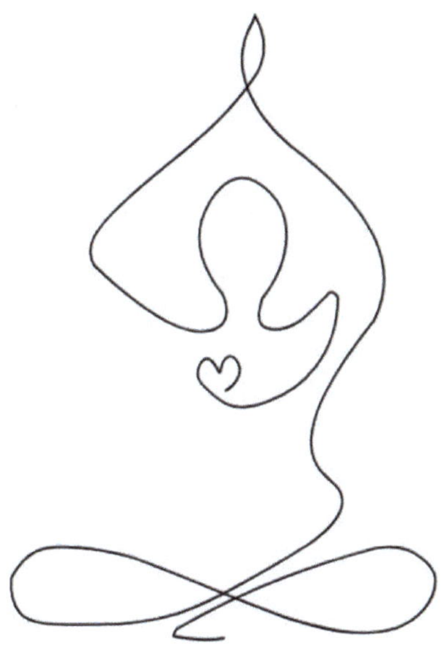

I denne anden del af FORSTÅ ønsker jeg at gå endnu dybere i min forståelse af, hvor intelligent vores krop egentlig er – en intelligens, som langt overstiger det, vi ofte tillægger den i vores hverdag. Kroppen er ikke blot en mekanisk organisme, men en levende, sansende og kommunikerende enhed, som hele tiden forsøger at skabe balance og helhed i os. Den reagerer ikke tilfældigt, men med præcision og visdom – ofte længe før vi selv forstår, hvad der er på spil i vores liv.

Denne bog behandler blandt andet, hvordan gamle uforløste traumer – ofte gemt væk i det ubevidste – kan være styrende for vores mønstre, relationer og fysiske symptomer. Den viser, hvordan sygdom og psykiske udfordringer sjældent opstår ud af det blå, men ofte har rødder i oplevelser og følelsesmæssige belastninger, som vi ikke har haft mulighed for at bearbejde.

Når vi begynder at forstå disse sammenhænge, åbner der sig en ny vej – en vej til indsigt og healing. Den første del af FORSTÅ skaber rammen for denne videre rejse, hvor vi nu bevæger os dybere ind i kroppens sprog, ind i tanker og følelser som energiformer, og ind i de skjulte budskaber, som livet forsøger at formidle gennem vores symptomer og livsomstændigheder.

Jeg vil blandt andet dykke ned i vores tankemønstre og deres betydning for vores helbred og trivsel. Tanker er ikke bare flygtige mentale fænomener – de bærer en energi og kraft, som påvirker vores nervesystem, hormoner og cellers funktion. Gentagne negative tanker kan blive til fastlåste mønstre, som forstyrrer kroppens naturlige flow, mens bevidst nærende og støttende tanker kan fremme healing og indre ro.

Jeg vil også skrive om følelsers afgørende rolle. Følelser er ikke svagheder, vi skal undertrykke – de er budbringere med vigtige informationer. Når vi ignorerer eller presser dem væk, sætter de sig ofte i kroppen som spændinger, uro – og i sidste ende sygdom. Når vi derimod møder dem med nysgerrighed og forståelse, kan de blive en vejviser til større selvindsigt og til en dybere balance i hele den intelligente krop.

FORSTÅs rejse handler om netop det – at skabe en stærkere forbindelse mellem krop, tanker og følelser. At lære at lytte til kroppens sprog med respekt. For det er først, når vi forstår os selv på et dybere plan, at vi virkelig kan begynde at leve i sand overensstemmelse med den, vi er.

Kapitel 14

*"Sygdom er ikke en straf, men et kærligt kald fra sjælen,
der inviterer os til at lytte, forstå og heale."*

Sygdom som sjælens spejl

Til alle tider har der levet store spirituelle personligheder med en dyb forståelse for den centrale rolle, som sygdom spiller i menneskets indre og ydre udviklingsproces. I mange spirituelle traditioner bliver sygdom ikke blot betragtet som en fysisk tilstand, men som et meningsbærende budskab – en spejling af en indre ubalance, som kalder på opmærksomhed og forandring.
Her både spirituelle og konventionelle fagfolks ord:

C.G. Jung (1875–1961) – psykiater og grundlægger af analytisk psykologi

Jung så sygdom, især psykiske lidelser, som en invitation fra sjælen til at opnå større bevidsthed og helhed. Han sagde:

"Sygdom er sjælens måde at helbrede sig selv på."
Han mente, at hvis vi ignorerer sjælens behov, kan kroppen reagere gennem sygdom for at skabe balance. For Jung var sygdom ofte en symbolsk kommunikation fra det ubevidste, og ikke noget der skulle undertrykkes med det samme, men forstås.

Louise Hay (1926–2017) – forfatter til You Can Heal Your Life

Louise Hay arbejdede med forbindelsen mellem følelser, tanker og fysiske symptomer. Hun så sygdom som et spejl, ikke en straf, og skrev:

"Sygdom er en besked fra kroppen – noget i livet er ude af balance."
Hun lagde vægt på tilgivelse, egenkærlighed og bevidsthed som veje til helbredelse.

A Course in Miracles (Et Kursus i Mirakler)

Denne spirituelle tekst, som mange betragter som kanaliseret visdom, siger:

"Sygdom er ikke straf, men et resultat af et sind, der har glemt, hvem det er."
Her ses sygdom som et kald til at huske kærlighed og helhed, og til at vende tilbage til enhed.

Den engelske læge Edward Bach (1886–1936)

Især kendt for udviklingen af Bach-blomsterremedierne, formulerede dette synspunkt med stor klarhed og medfølelse. Han sagde:

"Sygdom er hverken grusomhed eller straf, men ene og alene et korrektiv, et værktøj, som vor egen sjæl benytter sig af, for at gøre opmærksom på fejl og mangler, for at holde os tilbage, fra at gøre endnu større fejltagelser, for at hindre os i at anrette flere skader – og for at bringe os tilbage på sandhedens og lysets vej."

Alle disse udtalelser rummer en dyb visdom: At sygdom ikke blot er en tilfældig ulykke eller en konsekvens af ydre omstændigheder, men snarere en kærkommen mulighed for refleksion, opvågnen og personlig vækst. Sygdom er et signal fra sjælen – en slags kærlig indgriben, der stopper os i vores spor, når vi har fjernet os fra det, der er sandt og meningsfuldt for os.

I denne forståelse bliver helbredelse ikke blot en medicinsk opgave, men også en sjælelig rejse. Det handler ikke kun om at fjerne symptomer, men om at forstå, hvorfor de er opstået, og hvad de forsøger at fortælle os. Sygdommen inviterer os til at lytte, til at ændre kurs og til at genoprette forbindelsen til vores indre sandhed.

Sygdom som dom – og som en illusion af dom

Ordet *sygdom* kan splittes i to: *syg* og *dom*. Dette antyder, at sygdom ikke blot er en fysisk tilstand, men en vurdering - en dom, vi eller samfundet fælder over en given ubalance. Men hvem udsteder denne dom? Er det lægen, samfundet, vores egen bevidsthed? Eller er dommen en illusion, en kulturel og sproglig konstruktion, som vi fejlagtigt forbinder med en endegyldig straf?

I en holistisk forståelse af livet er alt cyklisk: dag og nat, liv og død, indånding og udånding, sundhed og sygdom. Hvis vi ser sygdom som en statisk dom, en permanent tilstand, låser vi os fast i en frygtbaseret forståelse. Men hvis vi i stedet ser sygdom som et midlertidigt udsving i en større rytme - som vinteren der følges af forår - så mister sygdom sin karakter af dom og bliver i stedet en proces.

For at frigøre os fra oplevelsen af sygdom som en dom, må vi:

Skifte perspektiv – Se sygdom som en del af en større balance, ikke en uretfærdig straf.

Lytte til kroppen – Ubalance fortæller os noget. I stedet for at se sygdom som en fjende, kan vi se den som en budbringer.

Sygdom er ikke en meningsløs lidelse, men snarere en nødvendig vejviser. Den bliver hos os, indtil vi forstår, hvor ubalancen blev skabt - i vores krop, sind, følelser eller livsførelse.

Sygdom er en refleksion, et spejl af en disharmoni, vi måske ikke ellers ville opdage. Den tvinger os til at stoppe op, vende blikket indad og stille spørgsmålet: *Hvor i mit liv er der skabt ubalance?* Måske har vi ignoreret kroppens signaler, overhørt vores intuition, ladet gamle traumer styre vores adfærd eller ladet stress og frygt styre os.

Når vi først ser ubalancen klart - ikke som en fjende, men som en lærer - begynder transformationen. Forståelsen er den første nøgle; handling er den næste. Straks vi korrigerer det, der har skabt disharmoni (ændrer adfærd, tankemønstre, relationer, livsvalg, forløser traumer, lytter til følelser), mister sygdommen sin nødvendighed. Den har leveret sit budskab, og dens greb løsnes. Healing er ikke noget, vi påtvinger os selv; det er noget, vi tillader ved at bringe os tilbage i balance.

Sygdom er ikke en straf, men en midlertidig proces, en bro fra ubevidsthed til indsigt. Den bliver hos os, indtil vi har forstået dens visdom. Når vi gør det, kan den slippe, og en ny cyklus af healing begynder.

I den forståelse bliver sygdom ikke en dom, men en vejviser til større balance.

Betegnelsen *kronisk sygdom* betyder ikke nødvendigvis, at sygdommen er uhelbredelig – kun at lægevidenskaben endnu ikke har fundet en metode til at kurere den. Det er en betegnelse, der reflekterer vores nuværende forståelse, men ikke nødvendigvis kroppens fulde potentiale for healing.

En diagnose siger, *hvor vi er*,
men ikke nødvendigvis *hvor vi skal hen*.

Når en sygdom kaldes *kronisk*, kan det let opfattes som en endegyldig dom. Men det, vi kalder kronisk i dag, kan vise sig at være midlertidigt i morgen, når ny viden, nye behandlingsmetoder eller en dybere forståelse af kroppens egen healings proces udvikles. Historien har vist, at sygdomme, vi engang troede var livsvarige, senere er blevet helbredt eller håndteret på måder, vi ikke tidligere kunne forestille os.

Mange mennesker, der har fået diagnosen kronisk sygdom, oplever alligevel at blive symptomfri. De finder deres egen vej til balance eksempelvis: Gennem kost, tage ansvar for eget liv, forløse traumer og undertrykte følelser, lære at tage imod støtte fra andre, livsstilsændringer, mental bevidsthed, spirituel forståelse og have noget at leve for. Dette viser, at healing ikke kun afhænger af en medicinsk løsning, men også af kroppens, sindets og følelsernes egen evne til at regenerere, når betingelserne er til det.

Menneskekroppen er ikke en maskine med faste fejl, men en levende, dynamisk organisme i konstant forandring. Det, der i dag kaldes kronisk, kan vise sig at være en fase – en længerevarende ubalance, ja, men stadig en, der potentielt kan ændre sig.

I stedet for at se kroniske sygdomme som livsvarige domme, kan vi se dem som en invitation til dybere forståelse. En påmindelse om, at vores egen healing kan gå hånd i hånd med den videnskabelige udvikling – og nogle gange endda forud for den.

Kaffemaskinen

Forestil dig en kaffemaskine. Hver gang den har bryggget 40 kander kaffe, har den brug for en afkalkning. Det er en simpel rutine, der sikrer, at den fortsætter med at fungere optimalt.

Men hvad sker der, hvis vi ignorerer det? Først begynder den at brygge lidt langsommere. Kaffekanden fyldes ikke helt op, men vi bemærker det måske ikke rigtigt. Derefter begynder den at sprutte og larme, mens den arbejder. Vandet løber ikke længere frit, og kaffen smager ikke som før. Til sidst brænder varmelegemerne sammen, fordi kalken har tilstoppet systemet – og maskinen kan ikke mere. Den gav os advarsler hele vejen, men vi lyttede ikke.

Sådan er det også med vores krop. Når vi overbelaster os selv uden at give os tid til hvile, pleje og genopladning, begynder kroppen at hviske. Måske er vi trætte, får hovedpine eller småspændinger. Hvis vi ignorerer det, begynder kroppen at tale højere – smerter, fordøjelsesproblemer, inflammation opstår. Til sidst råber den: kroniske sygdomme, udbrændthed eller alvorlige lidelser sætter ind.

Kunsten er at lytte, mens kroppen hvisker,
så den slipper for at skulle råbe.

Forestil dig igen kaffemaskinen. Når den begynder at brygge langsommere, sprutte eller larme, er det ikke tilfældigt. Det er dens måde at fortælle os, at noget er galt—at der er kalkaflejringer, som forhindrer vandet i at løbe frit. Symptomerne har en årsag. De er ikke fejl i maskinen, men signaler om, at den mangler vedligeholdelse. Hvis vi ignorerer dem, bliver problemet værre, indtil maskinen til sidst ikke kan fungere mere.

Sådan er det også med vores krop. Hver ubalance, hver smerte, hver træthed er ikke tilfældig – det er din intelligente krop, der kommunikerer med dig. Kroppen hvisker først: en let træthed, en smule hovedpine, en uro i maven. Hvis vi overhører det, begynder den at snakke: søvnproblemer, fordøjelsesbesvær, vedvarende spændinger. Og hvis vi stadig ikke lytter, må den larme: kroniske smerter, betændelsestilstande, sygdomme, der tvinger os til at stoppe op.

Gå på opdagelse i din krop. Læg mærke til, hvor den sender dig små signaler. Føles din nakke spændt? Er der en konstant uro i maven? Har du en snigende træthed, der ikke forsvinder? Lyt til disse hvisken, før de bliver til en råben.

Stop op. Mærk. Anerkend, at din krop ikke arbejder imod dig - den forsøger at hjælpe dig. Den giver dig beskeder, så du kan handle, før ubalancen bliver større.

Ligesom vi ved, at kaffemaskinen har brug for afkalkning, må vi også forstå, at vores symptomer har en årsag. Og når vi tør lytte, føler og anerkende dem, kan vi begynde at ændre det, der har skabt ubalancen—og bringe os selv tilbage i harmoni.

Forståelsen af sindet, følelserne og den terapeutiske rejse

Mange mennesker, der oplever smerte i sindet og følelserne, vælger at opsøge en terapeut. Dette er ofte et fornuftigt og vigtigt skridt på vejen til selvforståelse og håndtering af personlige udfordringer. Gennem samtaler med en terapeut kan man få indsigt i egne tanker, adfærdsmønstre og mønstre fra fortiden, som har formet ens liv. Terapeuten kan hjælpe med at give værktøjer til at navigere i svære situationer og opnå en bedre mental balance.

Men hvad sker der, når man efter et stykke tid opdager, at symptomerne stadig er der? Hvad nu, hvis man stadig oplever den samme smerte, de samme tanker, de samme reaktioner, selv efter en grundig selvforståelse er opnået? For mange mennesker betyder dette, at de tager næste skridt og opsøger en psykolog, der arbejder ud fra en anden teoretisk tilgang og kan give yderligere indsigt og nye værktøjer. Dette kan igen føre til en endnu dybere forståelse af sig selv og ens udfordringer.

Men alligevel, efter en periode, når livet tager endnu et uventet sving, vender de samme symptomer tilbage. Gamle mønstre gentager sig, de samme følelsesmæssige smerter kommer op til overfladen, og frustrationen kan melde sig: Hvorfor bliver jeg ved med at have det sådan? Hvad er det, jeg mangler at forstå?

Vi kan ikke forstå
os ud af følelsesmæssig smerte

Svaret ligger måske i, at terapi ofte primært henvender sig til sindet og tankerne. Mange terapeutiske samtaler fokuserer på mentale processer, mønstre og kognitiv forståelse. Men vi er meget mere end vores tanker. Vi er også vores følelser, og disse følelser er intelligente. De vil blive ved med at manifestere sig og tale til os, indtil de bliver hørt, anerkendt og får det, de har brug for.

Følelser er ikke blot noget, vi skal analysere eller rationalisere os frem til. De skal opleves, mærkes og bearbejdes på et dybere niveau end blot gennem forståelse. Mange gange gemmer vi på uforløste følelser i kroppen, som ikke kan tales væk, men som skal bearbejdes gennem emotionelt forløsende metoder.

Vejen til healing er ikke kun en mental proces, men en holistisk rejse, hvor krop, sind og følelser skal integreres. Når vi giver os selv lov til at mærke vores følelser i stedet for blot at analysere dem, kan vi begynde at lytte til deres budskaber og dermed finde en dybere og mere varig forløsning.

Kapitel 15

"Tanker er sindets sprog,
ofte formet af tidligere oplevelser,
der ligger skjult i underbevidstheden."

Tankestrømmen og kroppens sprog

I mange år har man betragtet vores tanker som spontane, frie impulser – små elektriske signaler, der bare dukker op og forsvinder. Det siges, at vi kan have op mod 80.000 tanker hver dag. Tanker, som hjælper os med at planlægge, analysere og forstå livet.

Men tankerne står ikke alene. De påvirker vores følelser – og følelserne påvirker kroppen. Det kan være subtilt: en anspændt kæbe, en knude i maven, søvnløse nætter. Eller mere markant: stress, udbrændthed og fysiske symptomer, vi måske ikke umiddelbart forbinder med vores indre liv. Kroppen reagerer konstant på det, sindet sender ud.

Når tanker ikke er frie

Hvad nu, hvis størstedelen af de tanker, vi har, slet ikke er så frie og rationelle, som vi tror?
Hvad hvis de blot er gentagelser – indre ekkoer af fortiden?

Meget tyder på, at op mod 90 % af vores tanker er gentagelser. De kredser om gamle temaer, bekymringer og indlærte mønstre, som vi har båret med os gennem livet. Det, vi har oplevet, bliver til filtre, vi ser fremtiden igennem. Vi forsøger at forme livet – men vi gør det med fortidens briller.

Tanker som forsvar

Hvis du er vokset op i tryghed og blev mødt med omsorg, har du måske lært at finde ro i stilheden. Tankerne falder lettere til ro, og du føler dig tryg i nuet.

Men hvis dine følelsesmæssige behov som barn blev overset eller afvist, vil sindet ofte være på overarbejde. Det forsøger at finde svar på spørgsmål, du ikke engang er bevidst om. Tankerne kredser ikke bare for sjov – de søger en løsning på noget, der aldrig blev afsluttet. Noget i dig søger stadig healing.

Tankerne bliver ved, indtil noget nyt giver mening, lindring eller ro.

Når tænkning skaber uro

Men her opstår en vigtig erkendelse:

Vi kan gruble i timevis – og alligevel ikke komme tættere på den ro, vi længes efter. Tankestrømmen bliver som en labyrint uden udgang. Vi tror, vi kan tænke os fri, men ofte fører det os længere væk fra os selv.

Det er først, når vi stopper op og tillader stilheden, at noget andet sker.
I stilheden begynder hjernebølgerne at skifte rytme. Det er her, aha-øjeblikke opstår. Ikke fordi vi tænker hårdere – men fordi vi giver slip. Når hjernebølgerne bevæger sig ind i gammaområdet, åbnes der for dybere indsigt, intuitive downloads og pludselig klarhed.

Disse indsigter tænkes ikke frem. De opstår, når kroppen og sindet samarbejder. Når vi giver plads til det sansende, kreative og intuitive – det, der sjældent larmer, men altid ved.

Tanker bundet i fortiden

Vores måde at tænke på er ofte bundet til vores historie. Men vi er ikke fanget i den.
Vores tænkning prøver hele tiden at finde strategier for at **undgå de svære følelser**, vi engang oplevede.
Når vi begynder at forløse det, vi bærer med os – når vi skaber ro og nærvær – begynder nye tankeformer at opstå. Tankerne bliver

ikke længere en byrde, men en del af en bevidst, kærlig proces. En vej til frihed – ikke et forsøg på at kontrollere alt.

Når fortiden farver nutiden

Eksempler på hvordan tidligere oplevelser former vores tanker

Tidligere traumer og frygt

Hvis du tidligere er blevet afvist eller kritiseret, kan nutidige situationer – som en præsentation på arbejde – føles truende. Tanken "De vil sikkert kritisere mig" stammer ikke nødvendigvis fra nuet, men fra en gammel erfaring.

Barndommens relationer

Børn, der er vokset op med streng kontrol og manglende anerkendelse, kan som voksne få svært ved at udtrykke egne behov. I nutiden kan det føre til overanalysering og usikkerhed – også når ingen truer dem.

Verdenssyn formet af utryghed

Har du oplevet konflikter og utryghed i hjemmet, kan du som voksen opleve angst i situationer, som objektivt set ikke er farlige. Det skyldes, at hjernen genkender stemninger fra fortiden og forventer det samme resultat.

Lavt selvværd og gamle overbevisninger

Hvis du tidligt lærte, at du "ikke var god nok", vil du måske som voksen undgå ansvar, fremskridt eller eksponering – fordi du ubevidst stadig tror på det gamle narrativ.

Samfundets stemmer i dit sind

Er du vokset op i et præstationssamfund, hvor værdi måles i resultater, kan du have svært ved at værdsætte dine egne indre

kvaliteter. Tanker om "at være nok" fylder – selv når du er alt det,
du skal være.

Hvordan tankerne bliver til kredsløb

Det, der går igen i alle eksemplerne, er, at vores tanker opstår
sjældent som nutidige, frie og bevidste valg i øjeblikket. I stedet er
de ofte automatiske reaktioner, der udspringer af tidligere erfarin-
ger og indlærte mønstre. Hver gang vi oplever noget, der minder
om en tidligere situation, reagerer hjernen ud fra gamle strategier,
der engang var nødvendige for at beskytte os. Det sker lynhurtigt
og uden, at vi selv lægger mærke til det.

På den måde begynder vores tanker at bevæge sig i faste baner –
de danner et kredsløb. Ligesom biler, der kører i en rundkørsel
uden at tage en afkørsel, cirkulerer vores tanker rundt i gamle
spor. Vi tror måske, at vi tænker nyt, men ofte er det bare genta-
gelser af fortidens mønstre.

Det er først, når vi bliver bevidste om, at vi befinder os i dette men-
tale kredsløb, at vi får en chance for at bryde det. Bevidstheden
åbner en dør – en mulighed for at standse op og stille et afgørende
spørgsmål:

- Er denne tanke virkelig relevant for mig lige nu?

- Eller er det en reaktion, der stammer fra en tid, hvor jeg
  havde brug for at tænke sådan for at klare mig?

Når vi opdager, at mange af vores tanker faktisk tilhører tidligere
kapitler i vores liv, kan vi begynde at slippe dem. Vi kan vælge at
skabe nye, mere nutidige tanker, der passer til den person, vi er i
dag – og ikke den, vi var engang.

Øvelse: Læg mærke til tankens oprindelse

1. Sæt dig et roligt sted og luk øjnene.

2. Læg mærke til en tanke, der fylder lige nu.

3. Spørg dig selv:

   - *Hvad handler denne tanke egentlig om?*

   - *Har jeg haft den før?*

   - *Er den baseret på noget, der sker – eller noget, jeg frygter?*

4. Mærk kroppen. Er der spænding? Hvor sidder den?

5. Læg hånden på hjertet og sig:
   "Jeg ser dig, tanke. Jeg lytter – men jeg er ikke dig."

Refleksion

Hvis 90 % af mine tanker er gentagelser –
hvilke nye tanker vil jeg gerne invitere ind i dag?

Kapitel 16

*"Følelser er den intelligente krops sprog,
guidet af sjælen."*

Et indre kompas

Forestil dig, at du bærer rundt på et indre kompas. Et sansende system, der i hvert øjeblik fortæller dig, hvordan du har det – om du bevæger dig i den rigtige retning, eller om noget kræver din opmærksomhed. Det kompas er dine følelser.

Følelser er kroppens fineste instrument. Uden ord fortæller de dig, om noget føles trygt og rigtigt – eller utrygt og forkert. De er direkte, sanselige og altid ærlige.

Kroppens umiddelbare sprog

Mens tankerne analyserer og vurderer, taler følelserne i nuet. De kommer som signaler: glæde som varme i brystet, ro som afslapning i maven, uro som stramhed i halsen eller en knude i solar plexus. Det er kroppen, der taler. Og når vi lærer at lytte, bliver vi bedre til at navigere med klarhed og ægthed.

Mange tror, at følelser opstår som følge af tanker – men ofte er det omvendt. Kroppen registrerer noget først: en stemning, et blik, en energi. Og reagerer med en følelse. Tankerne kommer bagefter og forsøger at forstå, forklare, finde strategier eller kontrollere.

Når du pludselig mærker et smil uden grund – eller en kold fornemmelse i maven – så er det din krops måde at fortælle dig noget vigtigt på. Følelser er ikke tilfældige. De er vejvisere.

Gamle følelser i nye situationer

Ikke alle følelser hører hjemme i nuet. Mange vækkes af noget gammelt.

En særlig tone, stemning eller blik kan genaktivere noget, der blev lagret længe før. Hvis du ikke blev mødt i dine følelser som barn, har du måske lært at undertrykke dem – især sorg, vrede eller sårbarhed. Men følelser, vi ignorerer, forsvinder ikke. De lagrer sig i kroppen, og de vil forsøge at komme op til overfladen, indtil vi er klar til at lytte.

Spørgsmålet er ikke, om følelsen er rigtig eller forkert – men om den tilhører nuet eller fortiden.
Er det noget, du mærker, fordi situationen kræver det? Eller er det en gammel længsel, der vækkes?

Begge dele er vigtige:
Den ene fortæller dig, hvordan du har det lige nu.
Den anden beder om healing.

Følelser er budbringere – ikke fjender

Følelser er ikke fejl i systemet, og de er ikke problemer, der skal løses. De er budbringere. Når du føler dig vred, trist, glad, frustreret eller sårbar, er det kroppen, der forsøger at vise dig noget vigtigt.

Hvis vi hele tiden forsøger at ændre eller undgå vores følelser, mister vi forbindelsen til os selv. Vi mister vores indre kompas. Men når vi tør være i følelsen – uden at analysere eller dømme – begynder vi at forstå os selv på et dybere plan.

Det handler ikke om at blive styret af følelser, men om at blive bevidst om dem.
At invitere dem med i vores beslutninger og relationer – uden at lade dem tage over.
Følelserne er vejvisere, ikke diktatorer.

"At intellektualisere følelser er at vende sig væk fra dem.
At mærke dem er at vende hjem til sig selv."

Sjælens sprog gennem kroppen

Sjælen sender budbringere til os i form af følelser. De banker på gennem kroppen – stille eller kraftfuldt – og bærer hver især en besked. Vi kan møde dem som vi ville møde et gammelt bekendtskab: se dem i øjnene, lytte til deres historie og lade dem blive hørt. Kroppen er scenen, hvor disse budbringere træder frem, og hver fornemmelse, hver snurren, hver smerte er deres måde at sige: "Jeg er her. Vil du høre, hvad jeg bærer på?"

Når vi vender os væk fra disse budbringere – når vi ignorerer kroppens signaler og nægter at lytte – bliver følelserne ikke mindre. I stedet trækker de sig tilbage og samler sig i kroppen som blokeringer og stagnationer. De bliver som gæster, vi har nægtet adgang, men som stadig venter udenfor døren. Over tid kan de samle sig til smerte og sygdom, som en stille protest over at være blevet forladt.

At intellektualisere følelser er som at afbryde dem midt i deres fortælling. Vi vender os væk fra dem og forsøger at forstå dem uden virkelig at lytte. Men følelser beder ikke om at blive forklaret – de beder om at blive mødt. At mærke dem er at tage imod dem, som de står der: med deres skrøbelighed, deres styrke, deres længsel. At mærke dem er at vende hjem til sig selv.

Når vi åbner døren, inviterer følelserne ind, sætter os ned med dem og spørger: "Hvad vil du fortælle mig?", så begynder en stille forvandling. De følelser, vi troede var farlige, bliver pludselig venner. De smerter, vi frygtede, viser sig at være guider. Og langsomt, næsten umærkeligt, finder vi hjem i vores egen krop, vores egen sjæl, vores eget liv.

Klasselokalet af følelser

Forestil dig et klasselokale fyldt med elever. Nogle er larmende, nogle er stille, nogle fyldt med glæde, mens andre er vrede eller triste. Hver elev repræsenterer en følelse, og ligesom i et rigtigt klasselokale har de alle brug for at blive set, hørt og forstået. Hvis vi ignorerer eller skælder ud på de mest udfordrende elever, vokser deres frustration, og de vil finde andre måder at gøre opmærksom på sig selv. Det samme gælder for vores følelser.

Følelser er ikke tilfældige fejl i vores system. De er ikke et eksperiment fra naturens side, som vi blot skal lukke ned. Tværtimod er de medfødte og dybt forankrede i vores eksistens. Hver følelse tjener et formål, og ved at anerkende dem kan vi skabe en dybere forståelse af os selv og vores omgivelser.

Mange af os er vokset op med en tro på, at visse følelser er uønskede eller upassende. Vi har fået at vide, at det ikke nytter at være vred, at sorg er noget, man hurtigt skal komme over, og at frygt kun er for de svage. Men hvad sker der, når vi undertrykker disse følelser? De forsvinder ikke. De venter blot på en mulighed for at bryde ud, ofte på uhensigtsmæssige tidspunkter og i forstærket form.

Forestil dig, at en elev i klasselokalet gentagne gange forsøger at stille et spørgsmål, men konstant bliver ignoreret. Til sidst vil eleven enten opgive helt og gøre sig usynlig eller bryde ud i vrede og frustration. Vores følelser fungerer på samme måde. Hvis vi ikke lytter, vil de enten forsvinde i underbevidstheden og gøre os følelsesløse eller eksplodere i uhensigtsmæssige situationer.

I stedet for at skubbe følelserne væk kan vi vælge at møde dem med nysgerrighed. Hvad prøver denne følelse at fortælle mig? Hvorfor dukker den op netop nu? Hvordan kan jeg rumme den, uden at lade den overtage mit liv?

Når vi lytter til vores følelser med samme opmærksomhed, som vi ville give et barn, lærer vi at forstå os selv bedre. Vi udvikler en indre tryghed, hvor vi ikke længere er bange for vores egne reaktioner, men tværtimod ser dem som vigtige budbringere. Straks vi bliver opmærksomme på en følelse og siger "Hej vrede!" ligesom vi kalder eleverne ved navn, kan følelsen allerede skrue ned i styrke, simpelthen fordi den blev set og mødt.

Hvis vi konsekvent ignorerer, fornægter eller undertrykker vores følelser, risikerer vi at miste kontakten til os selv. Det kan føre til et liv, hvor vi nok eksisterer fysisk, men hvor vi følelsesmæssigt er afkoblet. Uden følelser mister vi ikke kun evnen til at håndtere smerte, men også evnen til at opleve glæde, begejstring og kærlighed. Vi bliver som et tomt klasselokale uden elever – funktionelt, men uden liv.

At acceptere vores følelser betyder ikke, at vi lader dem styre os ukritisk. Det betyder, at vi giver dem plads, forstår deres budskaber og integrerer dem på en sund måde. Ved at være i dialog med vores følelser skaber vi en indre harmoni, hvor alle følelser har lov at være til stede – ikke som fjender, men som en del af vores samlede menneskelighed.

Næste gang en følelse banker på, så prøv at lytte. Hvilken elev fra dit klasselokale har brug for din opmærksomhed i dag?

At give følelser navn

Når du arbejder med dine følelser, er det altafgørende, at du kalder dem ved deres rette navn. Forestil dig, at du står og kalder på nogen – du råber "Emma!", men det er egentlig Freja, du vil have fat i. Freja vender sig ikke om, for du kaldte ikke på hende. På samme måde reagerer kroppen ikke, hvis du forsøger at arbejde med en følelse, men rammer forkert. Kroppen ved godt, hvad der er sandt, og den venter på, at du ser og anerkender det, der faktisk er der.

Her er det vigtigt, at du bliver i kroppen og i følelsen. Det hjælper dig ikke at ryge op i tankerne og forsøge at tænke dig frem til, hvad du burde føle. Emotionel forståelse er ikke noget, du kan regne ud med hovedet – det er noget, du skal *mærke*. Når du rammer den følte følelse og kalder den ved det helt rigtige navn, vil du straks kunne mærke en reaktion i kroppen. Følelsen vågner, som en person, der pludselig bliver tiltalt rigtigt, og den vil give sig til kende tydeligt.

Brug tid på at føle nøje efter:

- Hvor i kroppen sidder følelsen?

- Hvordan føles den? Strammer den, sitrer den, trykker den?

- Hvad har følelsen brug for?

Når du ved, hvad følelsen beder om – om det er at blive set, anerkendt, få en stemme eller noget helt andet – så giv den det. På den måde healer du dig selv indefra, en følelse ad gangen.

Øvelse: Mød følelsen og kald den ved navn

Find et roligt sted, hvor du kan være uforstyrret.
Lad kroppen finde ro, og træk vejret langsomt og dybt ned i maven.

Vend opmærksomheden indad.
Mærk: Er der en følelse i dig, der kalder på din opmærksomhed?

Bliv i kroppen. Læg mærke til, hvor følelsen sidder.
Er den tung, trykkende, sitrende, smertende, kold, varm?

Spørg forsigtigt følelsen:

- Hvem er du? Hvad hedder du?

- Er du sorg, vrede, frygt, skam, ensomhed – eller noget helt andet?

- Hvordan ser følelsen ud: farve, form, tyngde, alder osv.

Vær tålmodig. Giv dig tid til at mærke, hvilket navn der føles sandt.
Når du rammer det rigtige navn, vil kroppen reagere – følelsen vil blive tydeligere, levende.

Når du har kaldt følelsen ved navn, luk da øjnene og forestil dig, at du møder den del af dig, der bærer følelsen.
Måske ser du dig selv som barn – måske som en yngre udgave af dig selv.

Gå i tanken hen til dette barn, eller denne yngre version af dig.
Sæt dig roligt ved siden af. Lad din tilstedeværelse være blid, tålmodig.

Sig stille indeni:
"Jeg ser dig, [sig følelsens navn].

Du må gerne være her.
Jeg er hos dig nu. Jeg lytter. Jeg passer på dig."

Bliv i mødet så længe, det føles rigtigt.
Mærk hvordan følelsen begynder at ændre sig, blot fordi du giver
den lov til at være der, uden at ville fikse eller flygte fra den.

Spørg nu følelsen:
"Hvad har du brug for?"

Lyt med hele din opmærksomhed.
Måske længes følelsen efter at blive set, anerkendt, få en stemme,
blive trøstet eller holdt.

Når du mærker, hvad følelsen har brug for, så giv den det – i din
indre forestilling eller gennem din fysiske sansning.
Lad barnet/følelsen mærke, at du giver det, som blev manglet.
Bliv i kontakten så længe, det føles naturligt.

Afslut øvelsen med at takke følelsen for, at den viste sig.
Tag en dyb indånding og vend roligt tilbage til nuet.

Flowet genaktiveres.

Efter denne øvelse vil du sandsynligvis mærke en dyb forandring i
kroppen.
Den følelse, der tidligere bankede på – insisterende, ivrig efter at
blive set og lyttet til – vil nu begynde at falde til ro.
Dens intensitet dæmpes, som om nogen skruer ned for en alt for
høj lyd.
De steder i kroppen, hvor du før oplevede spændinger eller smer-
ter, kan nu langsomt erstattes af en følelse af liv, et blødt energi-
flow.

Den energi, som før var låst fast i kroppen, får nu lov til at bevæge
sig igen.

Og lige her – i det stille slip – sker der en lille ophealing.
Fysiske, psykiske og emotionelle smerter begynder at løsne sig en anelse, blot fordi du valgte at lytte.
Blot fordi du var nærværende med det, der før blev ignoreret.

Det er i denne kontakt, i denne blide åbning, at healingen begynder.

Refleksion

Hvilken følelse i mig længes mest efter at blive mødt – ikke løst, men set og lyttet til?

Kapitel 17

"Hvis vi spørger os selv:
'Hvad prøver min krop at fortælle mig?'
...så åbner vi døren for en dybere healing,
hvor både krop, sind og sjæl får lov at blive hørt."

Healing er sjældent lineær.

Den bevæger sig i spiraler. Vi møder det samme tema igen og igen – men på dybere niveauer. Og hver gang vi vender os mod det med kærlig opmærksomhed, løsner kroppen lidt mere. Hver gang vi siger "ja" til vores egen proces, skabes der lidt mere plads.

At forstå kroppens sprog er ikke en hurtig løsning. Det er en livslang samtale med dig selv – men også en af de mest meningsfulde samtaler, du nogensinde vil have.

Kroppens kloge sprog – når symptomer bliver til budskaber

Vores krop er ikke blot en fysisk organisme – den er intelligent, følsom og dybt forbundet til både vores indre og ydre liv. Den forsøger hele tiden at kommunikere med os. I starten er det måske kun små hvisken – en let uro, træthed eller spænding. Men hvis vi overhører disse signaler, kan kroppen begynde at "larme": smerter, sygdom eller måske en diagnose, der tvinger os til at stoppe op og lytte.

Når vi rammes af sygdom, kan det være en fordel – og nogle gange en lettelse – at begynde at spørge os selv *hvorfor*. Ikke kun i den fysiologiske forstand, men også ud fra et mere helhedsorienteret og spirituelt perspektiv. Her kombinerer jeg viden fra fysiologien med den spirituelle forståelse af kroppens sprog, fordi jeg oplever, at det giver en mere meningsfuld indsigt i, hvad vi går igennem.

Det er vigtigt at understrege: vi er alle unikke. Hvad der gælder for én person, gælder ikke nødvendigvis for en anden. Der findes ikke en "one size fits all" forklaring på sygdom. Men ved at kigge nysgerrigt og nænsomt på kroppens symptomer, kan vi ofte få øje på mønstre eller ubalancer, der har brug for opmærksomhed – fysisk, følelsesmæssigt eller energetisk.

Jeg vil gerne dele eksempler på, hvordan forskellige symptomer og tilstande kan have rødder i andet end det rent fysiske. Det kan handle om undertrykte følelser, gamle traumer, livsstress eller mangel på forbindelse til os selv og vores livsformål. At forstå dette kan være et første skridt mod at hjælpe kroppen med at heale – i stedet for blot at dulme symptomerne.

Men husk: du er det vigtigste menneske i dit liv. Hvis du oplever sygdom, så gå til lægen. Søg den hjælp, du har brug for – også fra det etablerede sundhedssystem. Uanset hvad lægen siger, så får du en afklaring. Den lægefaglige indsigt kan kombineres med din egen indre viden og intuition. Det er ikke nødvendigvis enten-eller – det er både-og.

Vi er skabt af naturen, af Kilden, af Gud – eller hvad end du kalder den kraft, der står bag alt liv. Denne intelligens er langt større end vores menneskelige forstand. Derfor giver det mening at forsøge at forstå og støtte kroppen, i stedet for blot at dæmpe dens signaler. Når vi ærer kroppens budskaber, åbner vi os for ægte healing – ikke kun af kroppen, men også af sjælen.

I mit arbejde guider jeg mennesker til en dybere, holistisk forståelse af deres fysiske og følelsesmæssige tilstande. Jeg hjælper med at oversætte kroppens sprog – dens signaler og smerter – så vi sammen kan forstå, hvad den forsøger at formidle. For mange af de symptomer, vi oplever, handler ikke kun om det fysiske. De er ofte budskaber fra et dybere lag i os – vores sjæl, vores underbevidsthed, vores følelsesmæssige historie.

Traumehealing er et centralt redskab i denne proces. Når vi arbejder med at forløse gamle oplevelser, uforløste følelser og indre spændinger, begynder kroppen at slippe sin beskyttelse og åbne sig for noget nyt. Den stagnation, der tidligere har skabt smerte, begynder at smelte – og en ægte healing kan opstå.

En bog med mange døre

Kapitlet her er rigt og fuldt – ikke for at overvælde, men for at åbne. Du kan læse det hele fra ende til anden. Eller du kan slå op under det, der kalder på dig netop nu. Måske er det et bestemt symptom. En følelse. En sætning, der prikker til noget i dig.

Lyt til den impuls.

Måske er det kroppen, der taler. Måske er det din sjæl, der visker.

Angst

Når vi taler om angst, smerte eller følelsesmæssig uro, taler vi ofte om overfladesymptomer på noget dybere – noget, der engang ikke blev mødt, forstået eller forløst.

Angst opstår sjældent uden forhistorie. Ofte begynder den som en subtil, uforløst utryghed, der måske ikke engang blev bemærket i sin spæde begyndelse. I situationer, hvor vi som børn eller unge har oplevet noget overvældende – og vi stod alene med det – har vi ikke haft andet valg end at *tune ud*. For at overleve, måtte vi midlertidigt lukke ned for kroppen, følelserne og forbindelsen til os selv. Det var en klog, instinktiv beskyttelse. Men når oplevelsen aldrig blev forløst eller mødt med støtte og forståelse, sætter den sig som en frossen energi – en stagnation – i både krop og nervesystem.

Desværre vælger mange, helt ubevidst, en strategi for at håndtere denne underliggende uro ved at forsøge at være konstant på forkant. Tankerne kredser længe om mulige farer og ubehagelige situationer, som endnu ikke er sket. Det bliver en form for mental kontrolstrategi, der – selvom intentionen er at skabe tryghed – i praksis dræner personen og forstærker følelsen af angst. Alle disse timer med unødvendige grublerier tapper kroppen og sindet for energi, uden at bringe egentlig lindring. Og som med alt andet i livet gælder det: Der hvor vi lægger vores energi, der vokser det. Så længe opmærksomheden er rettet mod frygten, får den næring. Derfor er det afgørende at få forløst årsagen til angsten – og derfra begynde at rette tanker og følelser mod det, vi *ønsker* i livet, frem for det, vi frygter.

I traumehealing arbejder man netop med at skabe plads til disse frosne oplevelser – uden at genaktivere dem som retraumatisering. Gennem en nærværende, tryg og ikke-dømmende tilgang inviteres kroppen til igen at føle sig sikker. Når kroppen mærker, at det er trygt at være til stede, kan den begynde at afspænde, og

gamle oplevelser får mulighed for at bevæge sig – ikke nødvendig-
vis som en genoplevelse, men som en forløsning af den fastlåste
energi.

"Angst er ikke en fejl,
men en intelligent reaktion på en oplevelse,
der engang ikke kunne rummes.

Healing opstår,
når vi nænsomt genopretter forbindelsen
til den tidligere traumatiske oplevelse,
som stadig søger støtte og forløsning."

Healing opstår i det øjeblik, hvor kroppen og følelsessystemet gen-
opretter forbindelsen. Når det, der engang måtte undertrykkes,
nænsomt får lov at komme frem og blive mødt. Det handler ikke
om at "fikse" noget, men om at skabe rum for, at det, der engang
blev overlevet, nu kan integreres som en del af den samlede livshi-
storie – uden at styre os fra baggrunden.

I denne dybere forståelse ser vi ikke angst som en fejl, men som
en intelligent reaktion på noget, der engang ikke kunne rummes.
Og vi forstår, at healing sker, når vi bliver villige til – med støtte –
at vende blikket mod det, vi engang måtte vende os væk fra, og
derefter give næring til det liv, vi faktisk ønsker at leve.

Astma og vejrtrækningsproblemer

Åndedrættet repræsenterer livskraft – det er vores mest basale for-
bindelse til livet. Når vejrtrækningen hæmmes, kan det være et
tegn på, at vi ikke føler, vi "må tage plads", ikke tør "fylde os selv
ud" eller føler os kvast af livets pres. Astma ses ofte hos menne-
sker, der har følt sig undertrykte, kontrollerede eller ikke har fået
lov til at udtrykke deres følelser frit – særligt vrede og sorg. Det er
som om kroppen siger: *"Jeg kan ikke trække vejret i det her liv, så-
dan som det er nu."*

Eksempel:

Da Sofie kom til mig, havde hun allerede levet i mange år med di-
agnosen astma. Hun var 34 år og arbejdede som lærer – struktu-
reret, velfungerende og altid med hjertet åbent for andre. Men bag
hendes rolige ydre lå en krop, der ofte råbte på hjælp – især i pres-
sede perioder. Hun beskrev sine astmaanfald som mere end fysi-
ske: *"Det føles som om jeg bliver kvalt – ikke bare i kroppen, men i
mit liv."*

I vores samtaler begyndte vi langsomt at folde lagene ud sammen.
Jeg guider i mit arbejde til en holistisk forståelse af kroppen, hvor
fysiske symptomer ikke blot ses som noget, der skal fixes – men
som en vis og levende intelligens, der bærer vores erfaringer, fø-
lelser og uforløste traumer. I Sofies tilfælde blev det tydeligt, at
hendes vejrtrækningsbesvær ikke kun handlede om lunger – men
om noget langt dybere.

Hun voksede op i et hjem, hvor der var stor vægt på at være dygtig
og artig. Følelser som vrede, sorg og frygt blev ikke mødt, og kon-
flikter blev pakket væk i stilhed. Sofie lærte tidligt, at for at høre til,
måtte hun tilpasse sig og ikke fylde for meget. Der blev ikke plads
til *hende* – til det ægte og levende indeni. Og selvom omgivelserne
måske mente, de gjorde deres bedste, var hendes oplevelse en

anden. Og det er den følte virkelighed, kroppen husker.

I trygge og nænsomme rammer begyndte vi at arbejde med det,
der aldrig blev sagt, og det, der aldrig måtte være. Jeg støttede
Sofie i at genfinde sin stemme og sit indre rum – det sted, hvor
hun har lov at fylde, mærke og trække vejret frit. Vi arbejdede både
kropsligt og følelsesmæssigt, og hun begyndte at opdage, hvordan
hendes astmasymptomer ofte blussede op, når hun ignorerede
sine egne behov og grænser.

Traumehealing i denne kontekst handler ikke kun om at bear-
bejde fortiden intellektuelt – men om at *føle, give plads til* og *for-
løse* det, kroppen stadig bærer. Sofie skabte forbindelse til det
barn i hende, der aldrig måtte larme. Det barn, der ikke måtte fylde
– og som derfor endte med at holde vejret.

Langsomt begyndte kroppen at slippe sin alarm. Der kom færre
anfald, og hun begyndte at vågne med en følelse af plads – som
om der igen var luft nok til hende i verden. Hun begyndte at sige
fra, selv i små ting. Hun sagde ting højt, hun før havde slugt. Og til
sin store overraskelse opdagede hun, at hun stadig blev elsket –
nu blot i en mere tydelig og ægte udgave af sig selv.

Healing skete ikke fra den ene dag til den anden. Men med hvert
åndedrag, hun tog hjem til sig selv, blev hun mere fri. Ikke bare i
lungerne – men i livet.

Autoimmune sygdomme

Ofte lærer vi tidligt i livet at undertrykke vores følelser – som jalousi, vrede eller sorg – fordi de måske ikke blev mødt med forståelse eller kærlighed. Når kroppen begynder at angribe sig selv, kan det være et spejl på et dybere, indre mønster, hvor vi ubevidst vender os mod os selv. Måske kæmper vi med selvaccept, føler os aldrig gode nok, eller bærer på sår fra en opvækst præget af kritik og manglende kærlighed. Kroppens reaktion er en overlevelsesstrategi, men dens hensigt er misforstået. Healing handler derfor om at skabe indre fred, genopbygge selvkærlighed og lære at være på egen side – i stedet for imod sig selv.

Eksempler:

Da Laura 32 år kom til mig, var det med en dyb træthed og en krop, der længe havde protesteret. Hun havde fået diagnosen autoimmun sygdom som ung – og levede nu med smerter, inflammation og en følelse af at være fremmed i sin egen krop.

I vores forløb begyndte vi stille og nænsomt at udfolde hendes historie. Det blev hurtigt klart, at Lauras krop talte et sprog, som ingen indtil da rigtigt havde lyttet til. Hun voksede op i et hjem præget af kaos og følelsesmæssig utryghed. Forældrene skændtes konstant, og Laura blev kastebold mellem dem – fanget i en magtkamp, hvor ingen egentlig så hende.

Hun fortalte, hvordan hendes far brugte sarkasme som våben. Hvordan hendes følelser blev latterliggjort. Hvordan hun lærte at tvivle på sin egen virkelighed og langsomt vendte smerten indad. Det satte sig i hendes nervesystem. I hendes selvbillede. Og – som vi arbejdede os frem til – i hendes celler.

Jeg hjalp Laura med at skabe en holistisk forståelse: Hendes sygdom handlede ikke "kun" om biologi, men også om gamle sår, indre konflikter og en krop, der i mange år havde gjort sit bedste for at overleve en virkelighed, der ikke føltes tryg. Den indre kamp mellem længslen efter at blive elsket og frygten for at blive såret igen havde skabt en vedvarende alarmtilstand.

"Når kroppen vender sig mod sig selv,
er det ofte et råb fra et sted, der aldrig blev mødt.

Først når vi begynder at lytte med kærlighed,
kan kroppen føle sig tryg nok til at heale."

Gennem traumehealing begyndte vi at forløse de fastlåste følelser. Jeg guidede hende til at møde og føle sin indre verden med varme og nysgerrighed – at anerkende både sorgen, vreden og savnet. Hun begyndte at opbygge et trygt indre rum, hvor hun ikke længere var i krig med sig selv.

Langsomt kom der en ny form for kontakt til kroppen. En tillid. Ikke til at alt skulle være perfekt – men til, at det var muligt at leve i venlighed med sig selv. Og med det fulgte en bevægelse i både det følelsesmæssige og fysiske system. Ikke som et mirakel, men som en stille opblødning i noget, der før havde været fastfrosset.

I dag arbejder Laura videre med sin healing. Hun har ikke nødvendigvis lagt sygdommen helt bag sig, men hun står et andet sted i sig selv. Med mere klarhed. Med mere kærlighed. Og med en dybere forståelse af, hvordan hendes krop har båret på historier, der nu endelig bliver mødt og forløst – lag for lag.

Demens

Demens kan opstå som følge af livslange traumer, chok eller dybe følelsesmæssige hændelser, som aldrig er blevet bearbejdet. Mange ældre har oplevet fattigdom, tab, svigt eller store samfundsmæssige omvæltninger – men har aldrig lært at udtrykke, tale om eller føle det, de har været igennem. I stedet har de lært at "lukke ned", beskytte sig selv og overleve ved at skabe afstand til smerten. Demens kan i den forstand ses som en slags selvbeskyttelse, hvor sindet gradvist trækker sig væk fra det, der var for tungt at bære. En sjæl, der måske har fået nok og begynder at løsne forbindelsen til den ydre verden.

Det er vigtigt at møde mennesker med demens med medfølelse og nærvær – selv hvis de ikke kan huske vores navn. Ofte er det ikke hukommelsen, men forbindelsen, der er vigtigst. Et blik, en berøring, et smil. Sjælen bag sygdommen er stadig der – og måske i dybere kontakt end nogensinde før, bare på et andet plan.

Eksempel:
Anna på 72 år fik diagnosticeret demens for fire år siden. Hun var en kvinde, der hele sit liv havde klaret sig. Hun voksede op i en arbejderfamilie, hvor hverdagen var præget af slid og pligt. Da hun var ni år gammel, omkom hendes far pludseligt i en arbejdsulykke. Det rystede hele familien. Men i stedet for at tale om det, samlede de sig hurtigt om overlevelse. Der var mad, der skulle på bordet, og en hverdag, der skulle fungere. Sorgen blev pakket væk, for der var ikke plads til den – ikke tid, ikke rum, ikke sprog.

Anna lærte tidligt, at følelser kunne være farlige. Hun fornemmede, at det gjorde de voksne utrygge, når hun græd eller stillede spørgsmål. Så hun holdt op. Holdt op med at græde, holdt op med at spørge. Hun blev stille, fornuftig, den, der "ikke krævede noget". Og sådan fortsatte det – gennem ungdommen, ægteskabet, tabet af sit første barn. Også den sorg blev mødt med tavshed. Hun gik

på arbejde få uger efter og blev hurtigt "den stærke" igen.
Men stærkheden havde en pris.

I sine ældre år begyndte Anna at ændre sig. Hun blev mere glemsom, mere fraværende. Hendes bevidsthed begyndte at løsne grebet om nutiden, og i stedet dukkede gamle billeder og brudstykker op. Minder, der aldrig før var blevet delt. Stemmer fra en barndom fyldt med indestængt sorg. Som om noget i hende endelig ville fortælles – som om de følelser, hun havde undertrykt et helt liv, langsomt fandt vej til overfladen, nu hvor kontrollen slap sit tag.

"Når vi ikke får lov at tale om det, der gør ondt,
finder smerten andre veje at tale på."

Set i det lys kan Annas demens forstås som mere end blot en sygdom – som en form for beskyttelse. Et sind, der gennem årtier havde båret for meget, og som nu begyndte at trække sig væk fra det, der aldrig fik lov til at blive udlevet. En sjæl, der havde fået nok.

Det minder os om noget grundlæggende: At sorg ikke må ties ihjel. At følelser – selv de sværeste og mest overvældende – skal have plads. De skal favnes, lyttes til og mødes med tid og omsorg. Når vi nægter os selv det, vi virkelig føler, sætter det sig et andet sted. I kroppen. I sindet. I sjælen. Og måske – i sidste ende – som en længsel efter at slippe fri fra det, vi aldrig fik lov til at rumme.

Depression

Depression er ofte langt mere end blot en kemisk ubalance i hjernen. I en holistisk forståelse ser vi depression som et udtryk for dybere lag af ubearbejdede følelser, uforløste traumer og indre overlevelsesstrategier, som har været nødvendige for at klare livet – men som med tiden skaber indre stagnation og følelsesmæssig nedlukning.

Når livet bliver for meget, og smerten for svær at bære, trækker kroppen sig instinktivt tilbage. Den går i en form for indre dvale, hvor man mister lysten til at være i kontakt med verden – og med sig selv. Depression kan føles som at sidde fast i et mørkt rum uden dørhåndtag. Ikke fordi man ikke vil leve, men fordi man ikke kan finde vejen ud af overvældelsen.

Mange, der kæmper med depression, har igennem livet ikke følt sig støttet. De har måske båret på svære oplevelser alene – uden at nogen har været der til at lytte, rumme eller hjælpe med at regulere følelsesstormene. Når oplevelserne ikke er blevet mødt og forløst, sætter de sig som gentagende tankemønstre, en indre evig tanke-karrusel, man ikke kan hoppe af. Og til sidst lukker systemet ned. Det er ikke svaghed – det er en form for indre overlevelse.

Depression er kroppens og psykens måde at sige:

"Jeg har brug for ro.
Jeg har brug for, at nogen holder mig, mens jeg giver slip."

I traumehealing skabes der plads til netop det: At vende sig nænsomt mod det, der gjorde ondt, uden at blive overvældet igen. Når vi arbejder med kroppen og nervesystemet i trygge rammer, kan de gamle oplevelser, som kører i ring, begynde at løsne grebet. Den frosne energi begynder at bevæge sig. Langsomt opstår der en mulighed for, at livskraften igen kan få plads.

*"Når depressionens mørke sænker sig,
er det ofte fordi sjælen kalder os hjem.*

*Hjem til det sted, hvor vi endelig må hvile, mærke, og forløse det,
der længes efter kærlig opmærksomhed."*

Depression er ikke dovenskab eller manglende vilje – det er kroppens kald om hvile, støtte og genforbindelse. Og netop i det rum, hvor vi tør være med det, der føles tungt, kan spiren til healing begynde at vokse.

Husk at opsøge hjælp, da det er meget svært uden støtte.

Ekstrem tissetrang

"Når blæren kalder igen og igen, kan det være sjælens måde at sige: 'Du er på vej et sted hen, du ikke har lyst til at være.' Ekstrem tissetrang er ofte kroppens forsøg på at trække dig væk fra noget, der føles utrygt – og tilbage til ro, nærvær og selvomsorg."

Eksempel:
Mads havde været sygemeldt med stress i tre måneder. Det havde været nødvendigt – tankemylder, uro og søvnløse nætter havde til sidst væltet læsset. Men nu var han "klar" igen. I hvert fald på papiret. Kalenderen sagde mandag morgen, og han havde sagt ja til at møde ind igen på arbejde.
Men kroppen… kroppen havde ikke helt sagt ja.
Inden han skulle ud ad døren, var han allerede på toilettet for tredje gang. Da han endelig sad i bilen, måtte han dreje om og tage en ekstra tur ind. Og da han stod og ventede på at blive budt velkommen tilbage af chefen, kunne han kun tænke på én ting:
"Jeg skal tisse. Igen." Det var ikke bare væske.
Det var nerver. Uro. En indre alarm, forklædt som blæretrang. Som om kroppen prøvede at trække ham væk. Den sagde: *"Er du sikker*

på, du er klar? Har du fået det, du havde brug for? Lytter du stadig til mig?"

Og Mads vidste det godt. Han var gået med hovedet – og ikke med hjertet. Kroppen tissede ikke bare. Den talte.

"Nogle gange er det ikke bare kroppen, der kalder –
det er vores følelser, der længes efter støtte og tryghed.

Når trangen melder sig igen og igen, kan det være en stille bøn
fra det indre:
'Ser du mig? Hører du, hvordan jeg har det?'"

Eksempel:
Sofie havde læst op hele ugen. Hun kendte stoffet. Hun *burde* være klar. Men da hun stod uden for eksamenslokalet, begyndte noget at trække i hende. Ikke i hovedet – men i blæren.

"Undskyld, jeg skal lige på toilettet," sagde hun, for tredje gang. Hendes medstuderende smilede forstående, men Sofie mærkede, hvordan kroppen nærmest forsøgte at *undvige* situationen.

Hver gang hun nærmede sig døren, kom trangen igen. Den var ikke fysisk logisk – hun havde næsten ikke drukket noget. Men den var virkelig. Som om kroppen prøvede at hjælpe hende væk fra det, der var alt for overvældende.

For det var ikke bare en eksamen. Det var hele følelsen af at blive vurderet. At skulle præstere. At gøre sig fortjent. Gamle mønstre, gamle sår. Alt sammen presset ind i en halv times spørgsmål og svar.

Og kroppen gjorde det, den kunne: den lavede en udvej.

"Du behøver ikke gå ind, hvis det gør ondt," syntes den at sige. "Jeg kan holde dig i bevægelse – væk herfra."

Halsproblemer

Halsen repræsenterer vores evne til at udtrykke os. Når vi har svært ved at sige til og fra, sætte ord på følelser eller udtrykke vores sandhed, kan det sætte sig som fysiske symptomer. Har du noget, du har brug for at sige højt – men ikke tør?

Eksempel:

Da Maja kom til mig, var det med en oplevelse af at "miste stemmen", hver gang hun skulle sige noget vigtigt højt. Hun havde gennem længere tid døjet med spændinger i halsen, tilbagevendende hæshed og en næsten konstant fornemmelse af at have "en klump i halsen". Lægerne kunne ikke finde noget fysisk, men hendes krop talte et tydeligt sprog – et sprog, som jeg hjælper mine klienter med at forstå og oversætte.

I vores forløb gik vi nænsomt ind i kroppens fortælling og undersøgte de lag, der lå bag symptomerne. Gennem samtale begyndte Maja at huske, hvordan hun som barn havde lært, at det var sikrest at tie. I hjemmet var stilhed lig med fred, og hendes stemme blev noget, hun gemte væk – noget, der kunne vække ubehag, irettesættelse eller afvisning.

Jeg inviterede Maja til at være nysgerrig på sin stemmes historie. Hvordan føltes det at være stille? Hvad var det, hun aldrig havde fået lov til at sige? Og hvad skete der i kroppen, når hun forestillede sig at tage sin stemme hjem?

"Når stemmen svigter, er det sjældent bare halsen, der hvisker –
det er følelser, der længes efter at blive hørt.

Healing begynder, når vi tør lytte indad og give stemme til det,
der aldrig blev sagt."

I vores arbejde sammen skabte vi et trygt rum, hvor hendes indre barn – den lille pige, der engang lærte at tie – kunne få plads. Hun blev mødt med varme, uden krav, uden præstation. Og langsomt begyndte noget at løsne sig. Stemmen begyndte at bevæge sig. Først som stille hvisken, siden som stærkere udtryk. Hun begyndte at skrive breve til sig selv, læse dem højt, og øve sig i at tale sin sandhed – både i trygge relationer og i sit arbejdsliv.

Maja erfarede, at stemmesvigtet ikke var hendes svaghed, men et gammelt beskyttelsesmønster, der engang havde været nødvendigt. Ved at møde dette mønster med omsorg og forståelse, opstod der forvandling. Hun mærkede, hvordan hun ikke længere skulle kæmpe for sin stemme – men bare give den lov. Healing opstod ikke som et pludseligt mirakel, men som et stille ja, igen og igen, til at være sig selv med stemme og hjerte forbundet.

Hovedpine og migræne

Overanstrengelse af tankerne. For meget kontrol, perfektionisme, pres. Ofte et tegn på, at du "tænker for meget" og "føler for lidt". Hovedpinen kan også være et udtryk for, at du har brug for at give slip og give plads til intuition og nærvær.

Eksempel:

Line kontaktede mig efter flere år med tilbagevendende hovedpine, som intet fysisk fund kunne forklare. Hun beskrev det som et konstant pres i tindingerne og bag panden – særligt op til sociale sammenkomster. Det var ikke, fordi hun ikke kunne lide at være sammen med folk, men fordi hun allerede uger før begyndte at overanalysere, planlægge og forberede sig. Hendes system var i konstant alarmberedskab.

I vores samtaler begyndte vi langsomt at folde spændingen ud og se bag tankemylderet. For hvad var det egentlig, hun forsøgte at styre? Hvad var det, hun var så bange for at miste grebet om? Vi arbejdede med at åbne op for de følelsesmæssige lag under kontrollen – lag, der handlede om frygten for at fylde for meget, være til besvær, eller i værste fald: blive afvist.

Hendes hovedpine var ikke bare fysisk – det var et kald indefra. En stille, men insisterende påmindelse om, at hun forsøgte at skabe tryghed gennem kontrol, i stedet for at finde den indefra.

"Når tankerne tager over, og hovedet spænder op,
er det ofte kroppens måde at fortælle,
at der er brug for kontakt – ikke kontrol.

Bag hovedpinen gemmer sig ofte en længsel efter ro,
intuition og følelsesmæssigt nærvær."

I mit arbejde guider jeg til en holistisk forståelse af kroppen – hvor symptomer ikke bare er problemer, men også budbringere. Vi udforsker sammen, hvad kroppen forsøger at fortælle. Gennem traumehealing støtter jeg i at løsne den indre spænding, så kroppen igen kan finde ro, og sindet ikke længere skal bære det hele alene.

For Line betød det, at hun langsomt begyndte at mærke sin egen grænse og tillade sig selv bare at *være* – også uden at skulle præstere, forberede eller imponere. Hovedpinerne blev færre – ikke fordi livet blev mindre krævende, men fordi hun ikke længere stod alene i det. Hun begyndte at gå fra kontrol til kontakt og tillid. Fra hoved til hjerte. Og derfra opstod en ny ro.

Hudproblemer

Huden er vores grænse mod omverdenen. Hudproblemer kan opstå, når vi føler os "udsatte", "set" eller har svært ved at være i kontakt med vores egen sårbarhed. Det kan også handle om, hvordan vi opfatter os selv og vores selvværd. Mange teenagere oplever akne, da de skal lære sig selv at kende på ny. Føler du dig tryg i din egen krop?

Eksempel:

Da Emma på 17 år kom til mig, handlede det i første omgang om hendes hud. Akne, rødme, irritation – og en følelse af at være fanget i en krop, der hele tiden afslørede hende. Hun havde prøvet alt fra hudpleje til kostomlægning, men intet hjalp for alvor. "Det føles som om huden afslører, hvordan jeg har det indeni," sagde hun. Og det var netop der, vi begyndte.

I mit arbejde guider jeg til en helhedsforståelse af kroppen. Vi ser ikke symptomet som problemet i sig selv – men som et udtryk for noget dybere, der kalder på opmærksomhed. Sammen begyndte vi at lytte til det, huden måske forsøgte at fortælle.

Vi talte om, hvordan huden er vores grænse mod verden. Og hvordan hendes grænser ofte blev overtrådt – ikke af andre med vilje, men fordi hun selv havde lært at tilsidesætte dem for at passe ind. Emma var god til at tilpasse sig, god til at smile, god til at være "den søde" – også når det kostede hende noget. Men indeni følte hun sig usikker, eksponeret, sårbar. Og det var netop i de situationer, huden reagerede mest voldsomt.

Gennem traumehealingen begyndte vi at skabe en kontakt til det, der lå bag hudens signaler. Skammen over at blive set. Uroen ved ikke at være "god nok". Frygten for at blive afvist, hvis hun viste sig, som hun var. Lag for lag begyndte Emma at finde ind til noget mere ægte – og blidere.

Hun lærte at anerkende sin sårbarhed som noget menneskeligt, ikke som en fejl. At tale til sig selv med venlighed, der hvor kritikken plejede at bo. At mærke sine grænser – og begynde at beskytte dem, ikke bare huden.

Hendes hud blev ikke perfekt fra den ene dag til den anden. Men den begyndte at falde til ro i takt med, at Emma selv gjorde det. For når vi støtter kroppen i stedet for at bekæmpe den, kan healingen finde vej. Og når vi tør mærke det, vi længe har gemt væk, begynder det, der føltes fastlåst, langsomt at løsne sig.

Eksempel:

Lise – 45 år, har i mange år fungeret i en travl og ansvarstung rolle som projektleder. Hun er vant til at holde mange bolde i luften, planlægge, koordinere og tage ansvar – både på arbejdet og derhjemme. Hun bliver ofte beskrevet som en, der har styr på tingene, som man kan regne med, og som altid får løst opgaverne.

Men indeni har Lise i længere tid følt sig overbelastet. Hun oplever, at hun konstant er i alarmberedskab og sjældent kan finde ro. For omkring et år siden begyndte hendes krop at reagere fysisk. Først med små udslæt, dernæst med kraftigere, tilbagevendende udbrud af nældefeber – hævet, rød og kløende hud, især på arme og ben. Lægerne kunne ikke finde en entydig årsag og klassificerede det som en "uforklarlig allergisk reaktion".

I forløbet hos mig begyndte vi at udforske de bagvedliggende lag. Vi så på, hvordan kroppen ofte reagerer, når vores følelsesmæssige grænser gentagne gange bliver overskredet. Nældefeberen blev et fysisk udtryk for en indre belastning – et signal om, at Lise havde været ude af kontakt med sine egne behov og grænser alt for længe.

Gennem samtaler og traumehealing begyndte Lise at forstå, hvordan hendes mønster med at tage ansvar, sige ja og tilsidesætte egne behov stammer fra tidligere erfaringer, hvor hun har lært, at det er vigtigt at være den stærke og den, der får ting til at fungere. Hun havde ikke lært at sætte tydelige grænser – heller ikke for sig selv.

Vi arbejdede med at genopbygge kontakten til kroppen og til det indre følelsesliv, som hun længe havde lukket ned for. Hun lærte at genkende kroppens signaler, ikke som tilfældige symptomer, men som budskaber, der kan give vigtig information om hendes indre tilstand. Hun begyndte at træne nye måder at være i verden på – at sige nej, at sætte tempoet ned og at tage egne behov alvorligt.

Traumehealing handler ikke kun om at bearbejde fortiden, men også om at skabe nye erfaringer i nutiden, hvor kroppen oplever tryghed og valgfrihed. I takt med at Lise begyndte at tage sig selv alvorligt, ændrede også de fysiske symptomer sig. Udslættet kom sjældnere. Huden blev mindre reaktiv. Hun oplevede, at kroppen begyndte at falde mere til ro – som en naturlig reaktion på, at hun selv gjorde det.

Forkølelse

Forkølelse er ofte kroppens måde at sige "stop lidt". Et midlertidigt sammenbrud, så du kan trække dig tilbage og regenerere. Det kan opstå, når du har været for meget "ude af dig selv" – i andres behov, ansvar eller aktivitet – og glemt at trække energien hjem. Forkølelse tvinger dig til ro og restitution, og symbolsk handler det om uforløst indre uro, undertrykt vrede eller følelsesmæssig afklaring, der vil ud gennem næse og hals. Tid til en pause.

Eksempel:

Sofie, en 35-årig kvinde, havde længe været i en travl og hektisk periode af sit liv. Hun arbejdede på et krævende job, hvor hun konstant måtte leve op til andres forventninger og behov. Derhjemme var hun mor til to små børn, som hun brugte meget af sin energi på. Hun satte altid andres behov foran sine egne, og følelsen af at være "på" hele tiden var blevet hendes nye normal.

En dag begyndte Sofie at føle sig småsløj. Hendes hals føltes lidt irriteret, og hun havde en snigende følelse af at være træt, som hun prøvede at ignorere. Dagen efter vågnede hun med en tydelig forkølelse – tilstoppet næse, hovedpine og en følelse af total udmattelse. Hendes første tanke var at fortsætte som normalt, at tage sig lidt te og arbejde sig igennem det. Men efterhånden som hendes symptomer blev værre, kunne hun mærke, at hendes krop virkelig kæmpede imod.

Sofie indså, at forkølelsen ikke bare var en tilfældig virus. Den var kroppens måde at sige "stop lidt", at hun havde været "ude af sig selv" i lang tid. Hun havde været så opslugt af at pleje andres behov og imødekomme forventninger, at hun havde glemt at trække sin energi hjem og tage sig af sig selv. Hun havde ikke givet sig selv lov til at være i ro, og hendes krop signalerede, at det var tid til en pause – tid til at regenerere og finde tilbage til sin indre balance.

Forkølelsen blev et symbol på hendes uforløste indre uro. Sofie havde ofte undertrykt sin egen vrede og frustration over at være blevet overbebyrdet med ansvar og opgaver. Hendes krop reagerede på denne undertrykkelse ved at "tvinge" hende til at stoppe op og tage en pause. Hendes hals og næse, som begge er forbundet med kommunikation og udtryk, var nu tilstoppede. Det var som om hendes krop sagde, at hun måtte give plads til de følelser, hun havde undertrykt, og at hun skulle finde tid til at bearbejde dem.

I løbet af de næste par dage, hvor hun blev hjemme og hvilede, begyndte Sofie at reflektere over sine handlinger og følelser. Hun indså, at hun havde levet på autopilot og ikke havde givet sig selv lov til at mærke, hvad hun havde brug for. Denne pause gav hende tid til at overveje, hvordan hun kunne finde en bedre balance i sit liv og begynde at sætte grænser for sig selv.

Gennem forkølelsen lærte Sofie, at hendes krop ikke kun reagerer på ydre faktorer som virus eller bakterier, men også på hendes mentale og følelsesmæssige tilstand. Forkølelsen var et midlertidigt sammenbrud, som gav hende den nødvendige tid til ro og restitution. Det blev et vendepunkt for hende, hvor hun besluttede at tage mere ansvar for sit egent velvære og sikre, at hun ikke længere glemte sig selv i jagten på at opfylde andres behov.

"Når vi er i balance, passer immunforsvaret sit arbejde i stilhed –
beskytter os, holder os sunde og modstandsdygtige
over for forkølelser og virus.

Men når vi lever i konstant pres og mister forbindelsen til os selv,
kan sygdom blive en kærlig påmindelse.

En ufrivillig pause, ja – men også en gave,
der giver os mulighed for at vende hjem til os selv
og genetablere den indre ro, vi har brug for."

Fibromyalgi

Fibromyalgi som et udtryk for langvarig følelsesmæssig belastning

Fibromyalgi ses ofte hos mennesker, der gennem længere tid har levet med et højt indre stressniveau og en vedvarende følelsesmæssig belastning. Det er ikke ualmindeligt, at personer med fibromyalgi beskriver sig selv som særligt følsomme og samvittighedsfulde – ofte med en udpræget evne til at tage ansvar og være opmærksomme på andres behov. Men denne sensitivitet og evne til at yde kan over tid blive en belastning, hvis den ikke balanceres med evnen til at mærke og tage vare på egne grænser og behov.

I mit arbejde med mennesker med fibromyalgi ser jeg ofte, at symptomerne ikke udelukkende er af fysisk karakter, men hænger tæt sammen med oplevelser af følelsesmæssig overbelastning, gamle tilpasningsstrategier og indre mønstre opstået tidligt i livet. Det er her, en holistisk og traumeinformeret tilgang bliver relevant – hvor både kroppen, psyken og livshistorien inddrages i forståelsen af symptomerne.

Eksempel:

Lise – 35 år, havde i mange år haft en central rolle som den, der tog ansvar i sine relationer – både privat og professionelt. Hun blev ofte betragtet som stærk, omsorgsfuld og pligtopfyldende, og hun havde en stærk intuition i forhold til, hvad andre havde brug for. Men i denne rolle glemte hun ofte sig selv og havde svært ved at mærke egne grænser og behov.

Barndommen var præget af uforudsigelighed og emotionel uro. Selvom der ikke var tale om direkte traumer i traditionel forstand, var der en vedvarende oplevelse af ikke at føle sig følelsesmæssigt tryg. Dette førte til et mønster, hvor Lise tidligt lærte at orientere sig mod andre som en strategi for at skabe stabilitet. Over tid blev denne strategi til en del af hendes identitet – én, hvor hun

konstant tilpassede sig og ydeevne blev en måde at opnå aner-
kendelse på.

Da Lise begyndte at opleve symptomer som udbredte muskel-
smerter, træthed og søvnforstyrrelser, blev hun diagnosticeret med
fibromyalgi. I første omgang forsøgte hun at finde løsninger gen-
nem kostændringer, medicin og fysisk behandling – men sympto-
merne vedblev. I vores forløb begyndte vi at arbejde med kroppen
som indgang til de underliggende følelsesmæssige lag. Gennem
traumeinformeret samtaleterapi og kropsforankret arbejde be-
gyndte Lise at udforske, hvordan hendes smerter også kunne for-
stås som kroppens reaktion på et liv, hvor egne behov systematisk
var blevet tilsidesat.

Vi arbejdede med at genskabe kontakten til kroppen og med at ud-
vikle tryghed i det autonome nervesystem – et vigtigt fundament
for at kunne mærke og regulere egne grænser. Lise begyndte
gradvist at adskille sig fra den indre overansvarlighed og give sig
selv lov til at sige nej, at mærke efter og tage pauser uden skyldfø-
lelse. I takt med at hun lærte at anerkende sine følelsesmæssige
behov og begyndte at tage dem alvorligt, ændrede hendes ople-
velse af smerten sig også.

Healing som proces

Traumehealing handler ikke nødvendigvis om at "fjerne" sympto-
mer, men om at skabe en ny relation til kroppen, hvor man kan for-
stå signaler som meningsfulde og regulere dem i et trygt felt. I Li-
ses tilfælde blev fibromyalgien et vendepunkt, der gjorde det muligt
for hende at stoppe op og redefinere sin måde at være i verden
på.

Gennem et helhedsorienteret terapeutisk forløb – med plads til både følelsesmæssig bearbejdning, kropsligt nærvær og bevidsthed om tidligere mønstre – skabte hun gradvist en ny indre balance. Smerten blev ikke længere kun en belastning, men også en vejviser i retning af en mere bæredygtig og selvforbundet livsform.

Hjertesygdomme

Hjertet repræsenterer kærlighed – både til os selv og til andre. Når hjertet bliver sygt, kan det handle om mange års følelsesmæssig "hjerteknusning", undertrykt kærlighed eller mangel på evne til at modtage og give kærlighed frit. Mange, der oplever hjertesygdomme, har givet meget til andre – måske for meget – og glemt at nære sig selv. Der kan også være en følelse af livssmerte, tab eller svigt, som aldrig rigtig blev healet.

Eksempel:

Anna, 58 år, kom til mig med en hjertesygdom, som hun forbandt med stress og aldring. Men i vores forløb begyndte en dybere historie at træde frem. Anna havde hele sit liv været den, der bar andre – både som mor, kone og datter. Hun havde levet i en konstant strøm af at give, uden nogensinde at stoppe op og mærke, hvad hun selv havde brug for.

Som barn følte hun sig ofte følelsesmæssigt alene. Den eneste, der virkelig havde set hende, var hendes mormor – hendes trygge havn. Da mormoren døde, fik Anna ikke lov til at sige farvel. Sorgen blev aldrig talt om, aldrig forløst. Det efterlod et tomrum i hjertet, som hun bar med sig gennem livet.

I vores arbejde begyndte vi at udfolde de følelser, hun aldrig havde fået lov til at mærke færdig. Sorgen, savnet, vreden – alt det, der havde været gemt væk. Hun begyndte langsomt at forstå, hvordan hendes hjertesygdom ikke bare handlede om fysisk slid, men også om mange års følelsesmæssig forsømmelse. Hun havde aldrig lært at elske sig selv på samme måde, som hun elskede andre.

"Healing begynder, når vi tør møde det, vi har løbet fra –
og i det møde opdager, at vi stadig er værd at elske."

Gennem traumeforløsning og kropsligt nærvær begyndte Anna at skabe kontakt til sit indre barn. Hun gav sig selv plads til at sørge, til at mærke kærlighed – og til at tage imod den. Hendes healing begyndte, da hun tillod sig selv at være sårbar. Da hun stoppede med at overleve – og i stedet begyndte at leve med hele sit hjerte.

Hælspore

Når vi oplever smerter i hælen, som ved en hælspore, kan det
være mere end blot en fysisk gene – det kan være kroppens måde
at fortælle os, at noget i vores fundament er ude af balance. Hæ-
len er det sted, hvor vi har kontakt med jorden, vores stabilitet og
retning i livet. Når det gør ondt netop dér, kan det pege på dybere
temaer i os selv: modstand mod forandring, manglende jordforbin-
delse eller en stædig fast holden i gamle mønstre, som ikke læn-
gere tjener os.

Eksempel:

Peter var en mand, der gennem hele sit liv havde fundet mening i
sin arbejdsidentitet. Han havde bygget noget op, ydet, præsteret –
og han var stolt af det. Men da pensionen begyndte at nærme sig,
mærkede han en indre uro. Ikke bare fordi han skulle stoppe –
men fordi det føltes som om han mistede en del af sig selv.

Kort tid efter begyndte smerterne i hælen. Først som en lille irrita-
tion, men snart som en vedvarende, skarp smerte, der begræn-
sede ham i hverdagen. Diagnosen var klar: hælspore. Han søgte
hjælp hos mange forskellige behandlere, men intet syntes at virke.
Det var som om, smerten ville have ham til at stoppe op – ikke kun
fysisk, men på et dybere plan.

"Når kroppen taler gennem smerte,
er det ofte et kald om at stoppe op og lytte.

Smerte er ikke kun et fysisk symptom, men et tegn på,
at vi er kommet væk fra os selv,
fra vores inderste behov og værdier."

I vores arbejde sammen begyndte Peter at sætte ord på sin frygt:
Hvem er jeg, hvis jeg ikke arbejder? Hvad er min værdi, hvis jeg

ikke bidrager? Og langsomt begyndte han at forstå, at smerten i hælen ikke kun handlede om vægtbelastning og led. Det handlede om identitet. Om en overgang, han ikke selv havde givet sig lov til at tage.

Da Peter endelig traf beslutningen om at give slip – ærligt og indefra – begyndte alting at ændre sig. Han fandt glæden ved at male frem igen, begyndte at bruge tid med sin kone og tillod sig selv at være nysgerrig på livet, uden at det skulle "nytte noget".

Og meget hurtigt forsvandt smerten.

Hårtab

For mange er håret forbundet med identitet, kraft og selvudtryk. Når vi mister håret, kan det føles som om, vi mister en del af os selv – en ydre markør for, hvem vi er. Men kroppen gør intet tilfældigt. Bag hårtabet gemmer sig ofte en fortælling om indre udmattelse, livsovergange eller følelsesmæssige spændinger, som har stået på i lang tid.

Hårtab kan opstå, når vi gennem længere tid har tilsidesat os selv – vores behov, grænser og indre kompas. Det kan være i perioder, hvor vi er i konstant alarmberedskab, mister forbindelsen til os selv eller gennemlever voldsomme forandringer i livet. Når kroppen ikke længere har "overskud" til det ydre, inviterer den os til at kigge indad. Til at finde tilbage til vores sande styrke – ikke den, vi bærer udenpå, men den, der vokser indefra.

Eksempel:

Mette var vant til at have styr på tingene. Hun var den, andre lænede sig op ad – både i familien og på arbejdet. Hun havde i årevis tilsidesat sine egne behov for at leve op til de forventninger, hun troede, andre havde til hende. Hun mærkede signalerne: træthed, uro, indre tomhed – men hun ignorerede dem. Hun skulle jo bare "lige lidt mere".

Da håret begyndte at falde af, var det som et chok. Hun følte sig blottet. Sårbar. Ude af kontrol. Men det blev også et kald – en mulighed for at stoppe op og spørge: *Hvad er det egentlig, jeg har mistet kontakten til?*

Gennem vores forløb begyndte Mette at genopdage sin intuition. Hun lærte at lytte til kroppen, og hvad den prøvede at fortælle. Vi arbejdede med de indre stemmer, der sagde, at hun skulle præstere for at være god nok – og med de gamle mønstre fra barndommen, hvor hendes egne behov sjældent var blevet mødt. I takt med at hun begyndte at stå stærkere i sig selv, vendte både håret og den indre styrke langsomt tilbage.

Men vigtigst af alt: Hun genfandt en indre ro og kontakt med sin essens. Hun behøvede ikke længere "vise styrke" udadtil – hun var blevet ven med sin sårbarhed, og det blev hendes nye kraft.

> *"Den sande styrke findes ikke i det, vi viser udadtil,*
> *men i det, vi tør mærke og være med indeni."*

Da Mette blev overvældet af stress i sit liv, mistede hun ikke kun håret, men også sin evne til at stole på sin egen intuition. I en periode, hvor hun konstant kæmpede med at opfylde andres behov og forventninger, mistede hun kontakten med den indre visdom, der tidligere havde vejledt hende. Håret begyndte at falde ud, som et ydre tegn på hendes indre ubalance, og hun følte sig mere og mere usikker på sine egne beslutninger. Det var først, da hun stoppede op og begyndte at prioritere sig selv, at hendes intuition og indre styrke langsomt vendte tilbage.

Inkontinens

Bækkenområdet handler om rodchakra – tryghed, jordforbindelse og grænser. Inkontinens kan symbolisere følelsen af at "miste kontrollen" i livet, frygt for at blive afvist eller ikke at kunne holde fast i sin egen kraft. Det kan også pege på en følelse af frygt, skam eller skyld, der ligger lagret i det lavere energicenter, og som kroppen forsøger at frigive. Vand handler altid om følelser.

Eksempel:

Emma på 7 år, var normalt en glad og livlig pige. Hun elskede at lege med sine venner og fandt stor glæde i at udforske verden omkring sig. Men hver nat, når hun skulle sove, begyndte der at ske noget, hun ikke kunne forstå. Uanset hvor meget hun prøvede, vågnede hun ofte op til en våd seng. Det gjorde hende ked af det, og hun begyndte at føle sig flov, selvom hun aldrig talte om det med nogen.

Hendes far var en kærlig og omsorgsfuld forælder, men han arbejdede ofte lange timer og var væk i perioder på op til to uger ad gangen. Emma savnede sin mor dybt, og selvom hun vidste, at hun arbejdede hårdt for at sørge for dem, følte hun sig ofte alene og usikker, når hun ikke var der. Om natten, når mørket faldt på, kunne hendes tanker hurtigt finde vej til bekymringer om, om hendes far ville komme sikkert hjem fra arbejde. Tankerne om, hvad der kunne ske, fyldte hende med frygt og gjorde det svært for hende at føle sig tryg. Hun kunne ikke kontrollere disse følelser, og de fandt veje ud gennem hendes krop, som i form af sengelugt.

Inkontinens hos Emma blev ikke kun et fysisk symptom, men et udtryk for de indre usikkerheder, hun kæmpede med. Hendes rodchakra – det sted i kroppen, der handler om tryghed og fundament – var i ubalance. Hendes følelser af frygt for at miste kontrol og bekymringer om, at hendes forældre ikke altid var der, spillede en stor rolle i hendes udfordringer. Hendes tisseuheld blev en måde, hvorpå hendes krop forsøgte at frigive undertrykte følelser af usikkerhed og bekymring.

Det var først, da Emma begyndte at åbne op om sine følelser, både overfor sin far og mor, at hun begyndte at finde tryghed igen.

"Inkontinens er ikke kun en fysisk udfordring;
det er en symbolsk afspejling af følelsen
af at miste kontrol, frygt for at miste
og de skjulte byrder af skam eller skyld,
der sidder i vores rodchakra.

Når vi lærer at heale disse dybere lag af frygt
og følelsesmæssig smerte, kan vi genvinde forbindelsen
til vores indre styrke og jordforbindelse."

Eksempel:

Grete, en ældre kvinde, havde været gift med sin mand i mange år, og deres liv var stille og rutinepræget. Men som tiden gik, begyndte hun at opleve problemer med inkontinens, som hun følte stor skam over. Dette var dog ikke kun et fysisk problem for Grete. Skammen kom fra noget dybere, noget, der havde været undertrykt i mange år – hendes seksualitet og de følelser, hun aldrig havde turdet udtrykke.

Grete var vokset op i en tid, hvor emner som seksualitet og følelser blev betragtet som tabu, og hvor kvinder ikke blev opfordret til at udforske eller udtrykke deres egne behov. For hende var det derfor svært at anerkende sine følelser omkring sin krop og seksualitet, og disse uforløste følelser havde ligget gemt bag et skjold af tavshed i mange år.

Inkontinensen blev et fysisk symbol på noget langt dybere – følelsen af at have mistet kontrollen over noget, hun aldrig havde fået lov til at udtrykke. Det var ikke inkontinensen i sig selv, der fyldte hende med skam, men den undertrykte længsel og de uforløste følelser omkring hendes seksualitet, som hun havde båret på gennem hele sit liv.

Det var først, da Grete begyndte at åbne op overfor sin mand om sine følelser og behov, at hun langsomt kunne begynde at acceptere sig selv på en ny måde. Hun lærte, at det ikke var skamfuldt at erkende sin seksualitet eller sine følelser, og langsomt begyndte hun at finde tryghed i at acceptere både sin krop og sine indre længsler.

Inflammation

Inflammation er som et indre "bål" – ofte tændt af ophobet vrede, irritation, grænseoverskridelser og følelsen af ikke at blive hørt. Mange mennesker med kronisk inflammation har undertrykt deres indre ild i mange år. Kroppen råber: *"Jeg kan ikke længere bære dette uden at brænde sammen."* Healing handler her om at møde sin vrede, lære at sætte tydelige grænser og finde indre ro.

Eksempel:

Katrine havde været i et forhold i mange år, som på overfladen så ud til at være funktionelt, men på et dybere plan havde det været præget af konstant konflikt, manglende respekt og omsorg. Hendes partner var ofte kritisk, sjældent opmærksom på hendes behov og ignorerede hendes følelser. Hver gang hun forsøgte at tale om noget, der gjorde hende ked af det eller vred, blev hun mødt med ligegyldighed eller endda hån. Det var som om hendes ord ikke blev hørt, og hendes følelser blev skubbet til side.
Efter mange år i dette forhold begyndte Katrine at mærke, hvordan hendes krop reagerede. Først var det små symptomer – lidt

hovedpine, en følelse af at være konstant træt, men snart blev det til noget mere alvorligt. Hun begyndte at få betændte led, en følelse af hævelse i kroppen, og hendes energi var næsten konstant på nulpunktet. Hendes immunsystem blev svækket, og hun blev ofte syg. Det var som om hendes krop bar på en indre ild – et skjult bål af smerte og vrede – som nu begyndte at brænde hende op indefra.

Katrine begyndte at forstå, at hendes krop fysisk reagerede på den følelsesmæssige "betændelse", hun havde levet med. Den vrede, der stammede fra at blive overset, nedvurderet og konstant gå på kompromis med sine egne grænser, havde ligget og ulmet i årevis. Hendes krop råbte: "Jeg kan ikke længere bære dette uden at brænde sammen."

"Når vi ignorerer kroppens signaler og undertrykker vores følelser,
kan vi risikere at opbygge en indre brand,
der langsomt brænder os op.

Men når vi lærer at lytte, sætte grænser
og ære vores egne behov, begynder ilden at falde til ro,
og vi finder den fred,
der kan heale vores krop og sjæl."

Det var først, da Katrine opdagede, at hun måtte sige nej – nej til det dårlige forhold, nej til ham – at noget begyndte at skifte. For i dét nej lå der et kraftfuldt ja. Et ja til sig selv. Et ja til at blive hos sig selv. Hun begyndte at tage sin energi hjem, sætte tydelige grænser og nære sig selv, ikke som et kompromis, men som en nødvendighed.

I takt med at Katrine sagde ja til sit eget værd, sin egen stemme og sit eget liv, begyndte kroppen at falde til ro. Betændelsen lettede langsomt, og hun oplevede for første gang i mange år en spirende følelse af indre fred. Det var ikke kun healing – det var hjemkomst.

Knogler

Knogler repræsenterer struktur, styrke og selvtillid. Problemer i knoglerne kan pege på en følelse af skrøbelighed, manglende støtte og fundament eller indre usikkerhed omkring dit ståsted i livet.

Eksempel:

Sofie kom til mig med en historie om en barndom præget af stilhed, kulde og fravær. Der var ingen bløde blikke eller varme hænder. Når hun græd, blev det ignoreret, eller hun fik at vide, at hvis hun ikke stoppede, skulle hun få noget at græde over. Når hun havde brug for støtte, fik hun kritik. Hun havde lært tidligt, at hun måtte klare sig selv.

Da hun som 16-årig pakkede sine få ting og flyttede hjemmefra, sagde hendes forældre blot: *"Når du først er flyttet ud, kan du ikke komme hjem igen."* Disse ord ramte hårdt, som et usynligt dørs smækken i hendes indre. Ingen vej tilbage. Intet sted at lande.

Sofie fandt en partner, men heller ikke dér fandt hun den tryghed, hun længtes efter. Han udstillede hende foran andre, trak sig, når hun havde brug for nærhed, og lod hende stå alene i stormene. Sofie havde aldrig haft en tryg favn – ikke som barn, ikke som voksen. Ikke noget sted, hvor hun kunne læne sig ind og blive holdt.

Som årene gik, begyndte Sofie at få smerter i hofterne og bækkenet. Lægerne diagnosticerede det som slid. Noget med knoglerne. Men selvom hendes fysiske smerte blev behandlet, kunne hun mærke, at der var noget dybere på spil. Hun følte sig skrøbelig, som om hendes fundament smuldrede. Det var som om hendes krop bar på den usikkerhed, hun havde levet med hele livet.

I vores samtale begyndte vi at undersøge, hvad hendes krop prøvede at fortælle hende. Jeg guidede Sofie til at forstå, at knogler repræsenterer struktur, styrke og selvtillid – følelsen af at have et fundament. Jeg delte med hende, at når vi oplever problemer med vores knogler, kan det være kroppens måde at spørge os: *"Hvor i livet mangler du støtte? Hvor føler du dig rodløs?"*

Da Sofie hørte disse ord, kunne hun mærke tårerne presse på. Det var som om en dyb længsel blev vækket – en længsel efter at have et solidt fundament, et sted at føle sig tryg. For første gang kunne hun forstå, at hendes smerter ikke kun var fysiske, men også følelsesmæssige. Hendes krop bar på hendes livshistorie – en historie om at være uden et fundament, uden et sted at lande.

"Sygdom i knoglerne kan være et tegn på,
at vi mangler et solidt fundament i livet.

Når vi føler os skrøbelige eller usikre,
kan det afspejle sig i vores krop,
hvor knoglerne symboliserer den struktur og støtte,
vi måske ikke har fået eller givet os selv."

Sammen begyndte vi at arbejde med at skabe dette fundament. Udover traumehealing, opfordrede jeg Sofie til at lytte til sig selv og begynde at give sig selv den støtte, hun aldrig havde fået. Vi talte om, hvordan hun kunne skabe små skridt mod selvomsorg og finde de relationer, der kunne give hende den varme og tryghed, hun havde savnet.

Langsomt, som knoglerne styrkes af kærlig bevægelse, begyndte noget i Sofie at heale. Ikke fordi fortiden var glemt, men fordi hun endelig begyndte at bygge det fundament, hun aldrig havde fået. Et fundament af selvkærlighed, tryghed og accept.

Misbrug

Misbrug er ofte et råb om kærlighed – en søgen efter lindring, frihed eller ro, hvor den aldrig blev givet naturligt. Mange med misbrug har oplevet svigt, traumer, mangel på tryghed og følelsesmæssig støtte. Misbruget bliver en midlertidig "mor" eller "far" – en trøst, en rus, et fristed. Men kroppen betaler prisen. Bag enhver afhængighed ligger ofte en dybt kreativ og følsom sjæl, der har glemt sit eget værd. Healing starter med at føle det, man flygter fra.

"Misbrug er ofte et råb om kærlighed,
en søgen efter lindring og ro
i en verden, hvor den ikke blev givet.

Bag afhængigheden skjuler sig ofte en kreativ og følsom sjæl,
der har mistet forbindelsen til sit eget værd.
Healing starter, når vi tør møde det, vi har flygtet fra –
smerten, savnet og sårbarheden,
som vi i mange år har forsøgt at undgå."

Eksempel:

Peter er i 40'erne og har i mange år kæmpet med alkoholmisbrug. Udadtil virker han stærk og velfungerende, men indeni bærer han på gamle svigt og en gennemgribende følelse af ensomhed. Han voksede op i et hjem uden følelsesmæssig støtte – hvor præstation betød mere end nærvær. Alkoholen blev hans måde at finde ro og lindring på. En slags erstatning for den tryghed, han aldrig modtog.

Bag misbruget gemmer sig en sensitiv og kreativ sjæl, der længes efter at blive mødt uden masker. Først da Peter begyndte at mærke det, han hele livet havde forsøgt at undgå – smerten, savnet, sårbarheden – kunne healingen begynde.

Overvægt

Kroppen kan skabe vægt som en form for beskyttelse. Et skjold mod verden. Mange mennesker, særligt kvinder, som har været udsat for seksuelle grænseoverskridelser, traumer eller følelsesmæssigt svigt, udvikler overvægt som en ubevidst måde at "gemme sig" eller skabe afstand. Vægten bliver en måde at skabe tryghed – eller blive usynlig. Andre bærer vægt som et symbol på al den følelsesmæssige byrde, de ikke har fået lov at lægge fra sig. Hvad er det egentlig, kroppen prøver at beskytte?

Eksempel:

Heidi har kæmpet med overvægt siden barndommen. Hun blev mobbet i skolen – kaldt navne, grinet ad i gymnastiktimerne og aldrig rigtig inviteret ind i fællesskabet. Det skabte en dyb følelse af ikke at høre til og en stille overbevisning om, at hun ikke var god nok. Kroppen begyndte at tage på, og langsomt blev vægten en slags rustning – en måde at holde verden lidt på afstand og skabe en illusion af tryghed.

I mange år forsøgte Heidi at tabe sig. Hun prøvede utallige slankekure og blev ofte mødt med sætninger som: "Du skal jo bare spise mindre." Men vægten ændrede sig ikke. Og det gjorde ondt – for hun ønskede ikke denne overvægt, med alle de fysiske ubehageligheder og smerter, den medførte. Hun følte sig fanget i en krop, hun ikke forstod.

Det var først, da hun begyndte at arbejde med de dybe følelsesmæssige lag – gamle traumer og sår fra fortiden – at noget begyndte at ændre sig. Gennem traumeforløsning begyndte kroppen langsomt at slippe det, den så længe havde holdt fast i som beskyttelse. I dag lever Heidi i en krop med normal vægt, men endnu vigtigere: hun lever i fred med sig selv. Hun vil aldrig igen gå på slankekur – for hun har lært, at healing og selvomsorg skaber langt mere varig forandring end kontrol og kamp.

*"Overvægt kan være kroppens skjold mod verden –
en ubevidst beskyttelse mod traumer,
svigt eller følelsesmæssig smerte.*

*Vægten bærer på den byrde,
vi ikke har fået lov at lægge fra os."*

Eksempel:

Da Maria mødte Thomas, føltes det i starten som at komme hjem. Hun længtes efter tryghed og nærhed – og troede, hun havde fundet det. Efter kort tid flyttede hun ind hos ham, men næsten med det samme begyndte gamle sår at blusse op. Han blev kontrollerende, kritisk, og senere psykisk voldelig. Og som en kniv i hjertet, genkendte Maria det hele: han mindede om hendes far.

Hun havde ellers forsøgt at lægge barndommens traumer bag sig – det hjem hvor frygt og skam fyldte mere end kærlighed og varme. Men pludselig stod hun i en gentagelse, fanget i en relation hvor hun igen mistede sig selv. Hun mærkede, hvordan hun "tunede ud", blev følelsesløs og fjern. Hun vidste ikke, hvordan hun skulle bede om hjælp – og skammede sig over at være havnet der igen.

Inden for et år tog hun 20 kilo på. Uanset hvor mange kure, træningsprogrammer eller kostplaner hun fulgte, forsvandt vægten ikke. Det var som om kroppen nægtede at give slip. Hun begyndte at forstå, at vægten var mere end bare mad – det var kroppen, der bar på noget dybere. En beskyttelse. Et skjold. Et fysisk svar på en sjæl i alarmberedskab.

Vores krop er nemlig designet til at reagere på trusler og stress gennem det autonome nervesystem og hormonelle reguleringsmekanismer. Når vi udsættes for et alvorligt chok – det kan være tabet af en nærtstående, en uventet livsændring eller en traumatisk oplevelse – aktiveres kroppens stressrespons. Dette fører til en øget udskillelse af stresshormoner som kortisol og adrenalin.

Når vi oplever chok, traumer eller befinder os i et ukærligt miljø, kan det have en dybtgående effekt på vores emotionelle velbefindende. Hvis vi ikke kan bearbejde eller udtrykke disse følelser, kan kroppen reagere ved at 'lagre' dem fysisk – ofte i form af vægtøgning. Det er ikke altid en bevidst proces. Det sker i det stille – som en måde, hvorpå kroppen forsøger at beskytte os mod endnu mere smerte.

Ligesom tarmen optager, bearbejder og fordøjer den mad, vi spiser, skal vores sind og krop også kunne optage og bearbejde vores følelser. Hvis vi ikke giver os selv lov til at fordøje dem, kan de sætte sig fysisk i kroppen. Hvem kender ikke begrebet "sommerfugle i maven" eller den knugende fornemmelse, når vi er nervøse før en eksamen? Dette er eksempler på, hvordan vores følelsesmæssige tilstand direkte påvirker vores krop.

En pludselig vægtøgning på 20-25 kg inden for et år kan altså have flere årsager, selv hvis kost og motionsvaner ikke ændrer sig. Kroppens reaktion på stress, hormonelle ændringer, psykologiske faktorer og miljøpåvirkninger spiller en central rolle i, hvordan vi regulerer vægt. Når vi ikke kan fordøje vores følelser, kan kroppen reagere ved at tage på i vægt som en ubevidst overlevelsesmekanisme.

For Maria blev det først muligt at begynde en egentlig healing, da hun fik øje på sammenhængen. Da hun kunne sige nej til det destruktive – til ham – kunne hun for første gang i lang tid sige ja til sig selv. Healing starter nemlig med forståelse. Og med at skabe et trygt og kærligt rum, hvor kroppen endelig kan give slip.

Ryggen

Ryggen handler om støtte – både fysisk og symbolsk. Smerter i lænden kan handle om økonomisk frygt eller manglende tryghed. Øvre ryg kan relatere til følelsen af at "bære for meget" – måske tager du ansvar for andres liv, mere end du skal. Har du tillid til, at du er støttet i livet? Er du i stand til at stå op for dig selv og dine behov?

Eksempel:

Marianne var altid den, alle kom til. Hun havde et stort hjerte og en naturlig evne til at tage ansvar. Børnene, kollegaerne, veninderne – hun holdt mange bolde i luften og bar ofte mere, end nogen lagde mærke til. Det føltes næsten som hendes rolle i livet: den stærke, den stabile.

Men en dag begyndte hun at få smerter i den øvre del af ryggen. Først lidt ømhed. Så spændinger. Til sidst føltes det, som om hun bar en usynlig rygsæk fyldt med sten, og ingen behandling hjalp for alvor. Hun gik til fysioterapi, fik massage, prøvede yoga. Det lindrede kortvarigt, men smerten vendte altid tilbage.

Under et samtaleforløb blev der åbnet op for noget andet: spørgsmålet om støtte. Ikke fysisk – men følelsesmæssigt. Hvem støttede egentlig *Marianne*?

Hun begyndte at se et mønster. Hun tog ansvar for alle andre, men havde svært ved at bede om hjælp selv. Hun sagde sjældent nej, og havde glemt, hvordan det føltes at gøre noget *kun* for sig selv. Hun havde vænnet sig til at være den, der bærer – og havde glemt, at det også er tilladt at lægge byrderne fra sig.

Da hun langsomt begyndte at ændre sine grænser, sige fra og øve sig i at tage imod støtte, skete der noget. Ikke kun i hendes relationer, men også i kroppen. Ryggen begyndte at løsne sig. Smerten blev mindre. Hun kunne trække vejret dybere.

Det viste sig, at kroppen ikke var imod hende – den havde blot prøvet at få hende til at høre efter.

"Ryggen symboliserer støtte – både fysisk og følelsesmæssigt.

Lændesmerter kan være økonomisk frygt, manglende livsglæde, mens smerter i øvre ryg afspejler følelsen af at bære andres byrder.

Har du tillid til, at du er støttet i livet, og tør du stå op for dine egne behov?"

Skuldre

Skuldrene bærer ofte de byrder, vi påtager os i livet – både de, vi bevidst vælger at bære, og de, der sniger sig ind i vores liv uden, at vi nødvendigvis har sagt ja til dem. Smerter i skuldrene kan derfor symbolisere den vægt, vi oplever i forbindelse med ansvar, krav og forventninger – både fra os selv og fra andre. Det kan handle om de opgaver, vi føler os forpligtet til at løse, de følelser, vi ikke har fået udtrykt, eller de livsforandringer, vi ikke har turdet at gennemføre.

Når vi ser på venstre og højre skulder i et symbolsk perspektiv, repræsenterer venstre skulder ofte vores følelser og de byrder, vi bærer i relationer og indre konflikter. Højre skulder derimod er ofte forbundet med handling, beslutningstagning og det praktiske i livet. Den højre skulder står for de ansvar og opgaver, vi tager på os – både i vores personlige liv og i vores arbejde.

I mit eget liv oplevede jeg på nært hold, hvordan disse skuldersmerter kan manifestere sig fysisk. I 2004 var jeg på overfladen i et godt sted i livet– jeg havde en kærlig familie, et ok job, gode venner og en sund økonomi. Men på et dybere niveau vidste jeg, at jeg skulle noget andet. Der var en indre stemme, en mavefornemmelse, der hele tiden talte til mig og fortalte mig, at jeg skulle følge en anden vej. Jeg vidste, at det var en vej, der gik i en alternativ retning – en retning, der ikke passede ind i den konventionelle ramme, som samfundet ofte forventer. Jeg havde bare ikke det rette sprog for det, kun en stærk følelse.

Jeg ønskede at følge denne indre følelse, men jeg blev hurtigt mødt med de praktiske udfordringer: Havde jeg råd? Havde jeg tid? Hvad ville mine nærmeste relationer mene om min beslutning?

Så greb universet ind: Jeg pådrog mig en arbejdsskade, et knæk i højre skulder der resulterede i kroniske smerter. Jeg blev undersøgt af flere læger, og selvom jeg gennemgik en operation, var der ikke noget godt resultat. Jeg gik i tre år med konstante smerter, som tvang mig til at lytte til mig selv. Smerterne blev et symbol på, at der var noget, jeg undveg, noget jeg ikke havde givet mig selv lov til at konfrontere – nemlig min sjæls kalden.

I den tid, hvor jeg var nødt til at tage en lang pause og give mig selv tid til at reflektere, fandt jeg ud af, hvad der virkelig var vigtigt for mig. Jeg opdagede, at jeg skulle bevæge mig i retning af det alternative liv, jeg havde følt, men ikke turdet handle på. Smerten i min højre skulder, som tidligere havde været en konstant belastning, forsvandt fuldstændig, da jeg endelig tog springet og åbnede min klinik.

Jeg forstod, at min højre skulder – den symbolik, der er forbundet med handling, ansvar og beslutning – var blevet belastet af den frygt og den usikkerhed, jeg havde båret rundt på i mange år. Da jeg begyndte at tage ansvar for mit eget liv og følge min sjæls kalden, forsvandt smerten. Skuldrene er ikke kun et fysisk område – de er et spejl af, hvad vi bærer i os følelsesmæssigt, og hvordan vi vælger at handle på det.

"Skuldrene bærer ikke kun fysiske byrder, men også de følelsesmæssige vægte, vi påtager os, når vi ikke handler i overensstemmelse med vores inderste ønsker."

Stress

Stress handler ikke altid kun om at have travlt. Det handler ofte om belastning – især den indre. Ofte begynder stress langt tidligere end vi tror. Den kan have rødder i en uforløst utryghed, som over tid udvikler sig til en indre ængstelighed: *"Gør jeg det godt nok?"* *"Er jeg god nok?"* Denne følelse bliver nemt til en konstant, indre spænding, hvor vi føler, at vi må præstere, kontrollere og have styr på alting for at føle os trygge – og elsket.

I et holistisk perspektiv ser vi stress som en tilstand, hvor både nervesystemet, tankerne og kroppen er i konstant alarmberedskab. Ikke nødvendigvis fordi vi laver for meget, men fordi vores indre verden ikke får pauser. Vi kan sagtens arbejde meget – det kan kroppen godt tåle. Det, der udmatter os, er ofte *tiden vi bruger på at tænke* over alt det, vi skal nå, og hvordan vi mon klarer det. Det er ikke aktiviteten i sig selv, men vores mentale belastning, der dræner energien og skaber ubalance.

Når denne overbelastning står på for længe, kan kroppen begynde at sige fra. Ikke som en straf, men som en invitation: *Stop op. Lyt. Der er noget, du har glemt at mærke.* Mange, der lever med stress, bærer på en indre perfektionisme – et "perfektheds-gen" – som konstant forsøger at gøre alt rigtigt, for alle, hele tiden. Men det, vi ofte glemmer, er, at vores værd ikke ligger i vores præstation. Folkene omkring os holder af os – ikke fordi vi stresser rundt, men fordi vi er os.

Når vi tør slippe kontrollen en smule, og i stedet tillader os at være nærværende i processen – uden at skulle være perfekte – opstår der plads. Når vi tænker på én ting ad gangen, og forbinder os med det, vi faktisk føler og mærker, begynder kroppen at falde til ro. For stress kan ikke heales gennem mere tænkning – men gennem mindre tænkning og følt nærvær.

Traumehealing skaber netop dette rum. Et sted, hvor kroppen og nervesystemet kan få lov til at slippe kampen for kontrol. Hvor gamle mønstre, som engang opstod for at beskytte os, får lov at blive set og forløst. Healing opstår, når vi stopper op og vender opmærksomheden mod det, vi har undertrykt – følelserne, behovene, sårbarheden. Og når vi lærer at stå ved os selv med mildhed, i stedet for konstant at presse os selv videre.

Stress er ikke bare et moderne vilkår – det er et kald om at vende hjem til det, der er sandt og nærende. Når vi tør kigge bag tankerne, ned i kroppen og følelserne, finder vi ofte en længsel efter at blive mødt – og der begynder healingen.

Svimmelhed

Svimmelhed kan opstå, når vi mister fodfæste i livet – når vi ikke er "groundede" eller ikke føler os trygge i kroppen. Det kan være forbundet med livsovergange, pludselige forandringer, følelsesmæssig forvirring eller spirituelle opvågninger, hvor vores energi ikke er landet helt endnu. Svimmelhed beder os om at sænke tempoet, komme ned i kroppen og skabe ro. Slippe overtænkningen.

Eksempel: Svimmelhed kan være et tegn på, at vi har mistet forbindelsen til vores krop og indre stabilitet. Når vi står overfor store livsforandringer eller er fanget i en konstant strøm af tanker, kan vi føle os desorienterede. Denne form for svimmelhed opstår ofte, når vi ikke er "groundede" – vi har glemt at være til stede i vores krop.

En effektiv måde at håndtere dette på er at komme ud i naturen, gå med bare fødder i græsset og mærke jorden under os. Når vi skaber kontakt med det ydre, kan vi flytte vores opmærksomhed væk fra tankerne og finde tilbage til kroppen. Denne praksis hjælper med at bringe balance og ro, både fysisk og følelsesmæssigt, og kan lindre svimmelheden.

Når jeg arbejder med klienter, guider jeg dem til at stoppe op, sænke tempoet og få kontakt med deres følelser. Svimmelhed handler ofte om at få bearbejdet gamle sår eller stress, og gennem healing kan vi løsne de blokeringer, der skaber ubalance. Svimmelhed bliver dermed ikke blot et symptom, men en mulighed for at skabe dyb, varig ro og grounding i kroppen.

"Svimmelhed opstår ofte, når vi mister vores jordforbindelse og bliver fanget i tankernes storm.

Det er kroppens måde at minde os om at sænke tempoet, slippe overtænkningen og finde tilbage til vores fundament."

Vores sind bevæger sig konstant mellem to primære former for fokus: indre fokus og ydre fokus. Begge fokuseringsmønstre har deres plads og funktion, men når vi er ubalancerede, kan vi ende med at være for optaget af vores indre – hvilket kan skabe overvældende tanker og følelser – eller for meget fokuseret på det ydre, hvilket kan føre til følelsen af at miste os selv i verden omkring os. At finde en balance mellem disse to former for fokus er afgørende for både mental og fysisk sundhed.

Når vi er i indre fokus, er vi optaget af vores tanker, følelser og mentale tilstand. Dette fokus kan være nyttigt, når vi ønsker at reflektere over vores liv eller arbejde med indre konflikter. Men når indre fokus bliver for dominerende, kan det føre til mental overbelastning. Vi bliver fanget i negative tanker eller uforløste følelser, hvilket kan skabe frygt, stress og fysisk ubalance, som svimmelhed eller angst.

Ydre fokus handler derimod om at rette opmærksomheden mod det, der sker udenfor os selv – omverdenen, mennesker og de fysiske omgivelser. Når vi skifter vores fokus udad, kan vi opnå en følelse af grounding og nærvær, som er særlig nyttig, når vi føler os desorienterede. At være opmærksom på naturen og det ydre hjælper os med at få perspektiv på vores oplevelser og lindre tankemylder.

En kraftfuld praksis for at opnå ydre fokus er at tilbringe tid i naturen. Når vi går med bare fødder i græsset, skaber vi en fysisk forbindelse til jorden, som signalerer til vores krop at "lande". Denne praksis giver ikke kun lindring af stress, men skaber også tryghed og stabilitet ved at minde os om vores fundament og den konstante energi, jorden giver os.

I en verden, hvor vi ofte er overvældet af både indre og ydre krav, er det vigtigt at finde en balance mellem de to fokusområder. Ved at flytte vores opmærksomhed fra indre til ydre fokus, kan vi skabe en forbindelse til nuet og den fysiske verden. En enkel handling som at gå barfodet på græsset, tage en pause og mærke vinden eller blot observere verden omkring os, giver plads til ro i både krop og sind.

Ved at opretholde en sund balance mellem indre og ydre fokus, kan vi bedre navigere i vores følelsesmæssige landskab, samtidig med at vi forbliver grounded i vores krop. Svimmelhed og desorientering bliver ikke længere blot et symptom, men en invitation til at stoppe op, flytte vores fokus og finde den ro og grounding, vi har brug for i både krop og sind.

Tarmene

Tarmene, som ofte kaldes vores "andet hjerte", er et glimrende eksempel på, hvordan kroppen kan vise os, hvor vi ikke er i flow. Tarmene er tæt forbundet med vores evne til at give slip – både fysisk og følelsesmæssigt. Forstoppelse kan ofte indikere en frygt for at miste kontrol, mens diarré kan være et tegn på indre panik, overvældelse eller et behov for renselse. Oppustethed kan signalere, at vi bærer på noget, der ikke tilhører os – som andres følelser, forventninger eller energi.

Jeg hjælper mennesker med at forstå, at tarmproblemer ikke kun handler om fysisk fordøjelse, men også om den måde, vi fordøjer vores følelser, gamle historier og alt det usagte, vi holder fast i. Når vi ignorerer disse følelsesmæssige lag, kan kroppen begynde at vise symptomer som en måde at få vores opmærksomhed på. Denne holistiske tilgang giver os mulighed for at forbinde de fysiske symptomer med de følelsesmæssige og mentale blokeringer, der kan ligge til grund.

Et eksempel på dette kan ses i Thomas' oplevelse. Han havde i mange år lidt af vekslende tarmproblemer – fra forstoppelse til diarré og oppustethed. Han havde prøvet at spise sundt og gennemgået forskellige kure, men hans symptomer forsvandt aldrig helt. Dette skyldtes, at de fysiske symptomer var tæt knyttet til dybere, uforløste følelsesmæssige lag, som Thomas ikke havde givet sig selv plads til at bearbejde.

Thomas havde lært som barn, at hans følelser ikke havde plads i hans liv. Hans forældre var ofte fraværende, både fysisk og følelsesmæssigt, og han lærte hurtigt at undertrykke sine behov for at passe ind i familiens rytme. Denne tavshed og modstand mod at udtrykke følelser fulgte ham ind i voksenlivet og satte sig som fysiske blokeringer i hans krop – særligt i tarmene. Han gik og bar på gamle skuffelser og uforløste følelser, som hans krop nu forsøgte at bearbejde, men havde svært ved at fordøje.

Ved at arbejde med Thomas' følelsesmæssige blokeringer begyndte han langsomt at lære at mærke sine egne behov, udtrykke sine følelser og give sig selv tilladelse til at give slip på gamle traumer. Som han åbnede op for disse følelsesmæssige lag, begyndte hans tarmproblemer langsomt at aftage. Hans krop begyndte at samarbejde, og tarmene, som tidligere havde været et symptom på stagnation, begyndte at finde ro.

Gennem traumehealing og arbejdet med de dybere lag af både fysiske og følelsesmæssige oplevelser, kan vi forløse de blokeringer, der skaber stagnation, og skabe plads til healing. Når vi giver slip på gamle historier og følelser, giver vi også kroppen mulighed for at finde balance og flow igen. Tarmene, som tidligere kunne være et spejl på vores indre kaos, begynder at reflektere vores nye, mere harmoniske tilstand, når vi arbejder med at give slip på det, der ikke længere tjener os.

"Når vi giver slip på gamle følelser og uforløste historier, giver vi
både kroppen og sindet plads til at finde flow igen –
for tarmene er ikke kun vores fordøjelsessystem,
men også et spejl på, hvordan vi bearbejder og slipper det,
vi bærer på indeni."

Tinnitus

Tinnitus bliver ofte betragtet som et isoleret fysisk symptom. En fejl i systemet. En lyd, der ikke burde være der. Men hvad nu, hvis vi i stedet betragtede det som en besked – et indre kald om opmærksomhed?

I mit arbejde guider jeg mennesker til at forstå kroppen som et intelligent system, der altid forsøger at kommunikere med os. Når vi lytter med nysgerrighed og nærvær, bliver symptomer som tinnitus ikke noget, vi skal bekæmpe – men noget, vi skal forstå.

Tinnitus kan være et udtryk for overstimulering, et nervesystem i alarmberedskab, eller en reaktion på indre konflikter. Men det kan også være noget dybere: en beskyttelsesmekanisme, der forsøger at trække dig væk fra situationer, tanker eller valg, som vækker minder om tidligere ubehag, svigt eller traumer.

Det er som om kroppen siger:

"Stop. Lyt. Du er på vej væk fra dig selv."

Eksempel:

Da Jonas kom til mig, beskrev han lyden som et konstant højt hyl i højre øre. Den startede, da han havde sagt ja til et nyt job – på papiret en god mulighed, men noget i ham strittede imod. Og hver gang tankerne kredsede om jobbet, dukkede tonen op som en sirene.

I vores arbejde sammen begyndte vi at se på, *hvornår* lyden opstod – og hvad den ville beskytte ham imod. Under overfladen lå en gammel oplevelse af at skulle præstere, tilsidesætte egne behov og ignorere ubehag. Den nye stilling mindede ubevidst hans system om en gammel belastning, og kroppen reagerede med alarm.

Tonen blev et slags skjold – en intens sansemæssig afledning, der forsøgte at fjerne hans fokus fra noget, der engang gjorde ondt. Men når han flyttede tankerne, opmærksomheden til situationer fyldt af tryghed, med plads til at mærke og være, kunne han begynde at afkode signalet.

Vi arbejdede med at skabe kontakt til kroppen, til åndedrættet og til de følelser, der lå gemt under hylet. Ikke for at "fikse" noget, men for at lytte. For at møde det, der engang var for meget. Og langsomt begyndte tonen at slippe sit greb.

Traumer efterlader spor i kroppen – steder, hvor energien holder vejret. Tinnitus kan være én måde, kroppen prøver at passe på dig, når noget føles farligt, selv hvis det "bare" er en tanke.

Når vi arbejder holistisk, handler det om at skabe plads til netop det: at mærke, at forstå, og at genskabe forbindelsen til det, du engang måtte afbryde.

Healing sker ikke ved at skubbe symptomer væk, men ved at forstå hvorfor de er her. Når vi tør være i det, der tidligere var for meget, begynder kroppen at slippe. Roen får igen plads. Og symptomet – tonen – kan trække sig tilbage. For den har leveret sit budskab:

"Pas på dig selv.
Vær tro mod dig selv.
Find hjem.

Træthed og udmattelse

Vi har lært at "komme videre", "tage os sammen" og "være stærke". Vi dulmer smerte, vi undertrykker følelser og overpræsterer, Træthed kan være kroppens måde at sige: "Stop. Lyt. Du er på vej i en retning, der ikke nærer dig." Det er ofte forbundet med at overhøre egne behov, leve ud fra andres forventninger eller ikke følge sin livsvej. Kroppen trækker i nødbremsen.

Eksempel:

Katrine var god til at få tingene til at fungere. Hun havde altid styr på det hele – jobbet, familien, kalenderen. Hun sagde ja, når nogen havde brug for hende, og nej var et ord, der næsten aldrig kom over hendes læber. Hun kunne godt mærke, at hun var træt, men det ignorerede hun. Det skulle jo bare *køres igennem*. Lidt mere kaffe, lidt kortere nætter – så gik det nok.

Indtil det ikke gjorde.

En morgen vågnede hun og kunne ikke rejse sig. Ikke fordi hun var syg. Men fordi kroppen simpelthen *ikke ville mere*. Hun var tom. Udmattet. Hver lille opgave føltes som at bestige et bjerg. Tankerne var tågede, og det føltes som om nogen havde slukket lyset indeni.

Lægen talte om udbrændthed. Men Katrine begyndte langsomt at høre noget andet bag diagnosen.

En hvisken. En indre stemme, der sagde:

"Stop. Lyt. Du har glemt dig selv."

Da hun begyndte at dykke dybere, opdagede hun, at trætheden ikke kun kom fra overarbejde og stress – den gemte på et gammelt sår.

Et traume fra fortiden, som hun havde pakket væk for at kunne fungere. Det var for stort at bære bevidst, så hendes sind havde lukket ned. Og trætheden var kroppens måde at beskytte hende på. Et skjold mod det, hun ikke var klar til at mærke – endnu.

"Når sjælen har båret mere, end hjertet kunne rumme,
træder kroppen til som beskytter.

Trætheden lukker os ned, ikke for at straffe os,
men for at beskytte os,
indtil vi er klar til at arbejde med det,
vi engang måtte gemme væk."

Men kroppen glemte ikke. Den ventede tålmodigt, indtil hun var klar til at tage hånden væk fra det indre sår og møde det med omsorg i stedet for overlevelse.

Efter et forløb med traumehealing, vendte overskuddet tilbage. Trætheden havde ikke været hendes fjende. Den havde været hendes beskytter. Den bar på alt det, hun ikke kunne rumme – indtil hun selv kunne.

Tænder

Tænderne er ikke kun en funktionel del af vores krop – de bærer
også en symbolik, der afspejler vores evne til at bide fra sig, tage
beslutninger og handle i livet. Hvis der opstår problemer som tand-
pine, huller eller tandkødsbetændelse, kan det være en fysisk af-
spejling af, at vi måske holder noget tilbage i vores liv – enten ved
ikke at stå op for os selv, eller ved at undlade at tale sandheden.

> *"Vores tænder er ikke kun værktøjer til at tygge maden,*
> *men også symboler på vores evne til at bide fra os,*
> *tage beslutninger og kommunikere hjertets sandhed.*
>
> *Når der opstår problemer, kan det være et tegn på,*
> *at vi holder noget tilbage –*
> *enten i vores handlinger eller i vores ord."*

Ofte bliver vi opfordret til at børste tænderne grundigt og undgå
sukker, når vi får et hul. Men hvorfor opstår hullet kun i én tand, og
ikke i alle på én gang? Hvordan kan vi konsekvent undgå at børste
netop den ene tand? Der kan være en dybere forklaring på dette.
Måske symboliserer hver tand et specifikt livsområde, som vi har
overset eller forsømt.

Funktionelt set er tænderne der for at bide og tygge maden. Men
på et dybere plan er der også en følelsesmæssig dimension. Mun-
dens rolle er at bearbejde det, vi siger – at "tygge" på ord, følelser
og tanker. Hvis vi er hurtige til at snappe, råbe eller være aggres-
sive i vores kommunikation, udsætter vi ikke kun vores hals og
mund for dårlig energi, men også vores indre velvære. Dette kan
skabe problemer som tandkødsbetændelse, huller eller i værste
fald parodontose.

Tænder og mund hænger tæt sammen med halschakraet – det chakra, der relaterer sig til vores evne til at udtrykke os og tale vores sandhed. Hvis vi er vant til at fokusere på problemer eller kun dele vores udfordringer, kan vi opleve blokeringer i denne energikanal. Derimod, hvis vi er i stand til at kommunikere klart, venligt og med respekt for både os selv og andre, kan vi opleve en sundere energi omkring vores hals og mund.

Det kan være svært at opdage, hvis vi har en kontant eller sarkastisk kommunikationsform, især hvis det er noget, vi har været vant til hele livet. Men det er vigtigt at blive opmærksom på, om vi måske bagtaler andre eller taler ukærligt til os selv. Det kan også være, at vi holder på gamle traumer, som vi aldrig har fået bearbejdet – som den gang, vi ikke blev lyttet til eller svigtet.

I min tilgang til healing ser jeg tænderne som symboler for forskellige livsområder. Tandkødsbetændelse kan indikere en "betændt" situation, hvor du måske er i konflikt med dig selv eller andre. Parodontose er mere alvorligt og kan indikere manglende støtte – enten i nutiden eller som følge af tidligere uforløste traumer. Hvis du ofte starter sætninger med "det er også fordi…" eller "det er min skyld," kan du være fastlåst i en offerrolle, som stammer fra tidligere erfaringer.

At være opmærksom på denne symbolik og arbejde med både den fysiske og følelsesmæssige side af tænderne kan være et skridt mod at opnå balance og healing i vores liv.

De andre før mig – og kroppen der råber op

Når vi ser nærmere på mange af de symptomer og diagnoser, som mennesker kæmper med, går én tanke igen som en rød tråd: De andre før mig. Det er en dybt rodfæstet adfærd hos mange – at tilsidesætte egne behov, egne grænser, egne følelser. Og selvom det måske engang var nødvendigt – i vores kollektive historie eller i barndommens dynamikker – så er det ikke længere den vej, vi skal gå.

I dag må du gerne være den bedste udgave af dig – med alle dine følelser, behov og grænser. Når du ærer dig selv, bliver du ikke egoistisk – du bliver hel. Du bliver faktisk en stærkere udgave af dig, en bedre ven, og et klarere lys i en verden, der i dén grad har brug for autentiske mennesker, som lyser indefra.

Det er utroligt stressende for nervesystemet konstant at skulle være noget for andre – uden først at være noget for sig selv. Når vi altid står sidst i køen til vores eget indre liv, kan kroppen begynde at sige fra. Den gør det gennem symptomer, smerter og ubalancer – ikke som straf, men som en intelligent og kærlig måde at kalde os hjem på.

Derfor er det så vigtigt, at vi lærer vores adfærd at kende: Hvor kommer den fra? Hvad har den forsøgt at beskytte os imod? Måske er det tid til at forløse gamle traumer eller gentage mønstre, der ikke længere tjener os. Kroppen er ikke vores modstander – den forsøger hele tiden at finde tilbage i balance. Vi skal bare lytte og støtte den.

Det er i den sammenhæng også interessant at bemærke, hvordan vi som samfund i høj grad har rettet vores fokus mod, hvordan vi undgår at blive syge. Vi lader os ofte styre af frygten – af hvad fagpersoner fortæller os her og nu, uden nødvendigvis at stille spørgsmål ved konteksten eller grundlaget. Det er værd at huske, at forskning sjældent er entydig; den kan læses og tolkes forskelligt, alt efter hvilken vinkel og intention forskeren arbejder ud fra. Alligevel forsøger vi gang på gang at redde os selv gennem den nyeste diæt eller det perfekte kosttilskud, i håbet om at undslippe sygdom.

Men måske skulle vi i stedet lære at slippe denne konstante frygt. Vi kunne prøve at vende blikket indad, lytte til kroppens visken, og spørge os selv: Hvad skal der egentlig til, for at kroppen bliver glad? Ikke bare fri for symptomer – men virkelig glad.

Stop med at flygte. Gå i stedet målrettet mod livet, mod glæden, mod lyset og mod kærligheden. Livet er ikke en straf, men en mulighed – for udvikling, læring, oplevelser og masser af sjov og kærlighed.

Husk, at mennesker der lever i tillid, i ro og i et sundt, kærligt miljø, sjældent bliver syge. Deres system er ikke i konstant alarmberedskab. Lyt til dine følelser – de er kroppens fineste system, skabt til at guide dig i netop dette liv.

Venstre, højre, fortid og nu – kroppens sprog om dig

Et ofte overset, men meget meningsfuldt aspekt af kroppen, er dens evne til at spejle vores indre tilstande – både fysisk, følelsesmæssigt og energetisk – gennem kroppens sider. Når vi oplever smerter eller ubehag i venstre side af kroppen, kan det være en indikation på følelsesmæssige temaer, der trænger til opmærksomhed. Det kan handle om sorg, savn, sårbare relationer, eller følelsesmæssige tilstande, som endnu ikke er blevet rummet, mødt eller forløst. Venstre side forbindes ofte med det feminine aspekt i os – modtagelighed, intuition og det indre følelsesliv.

Modsat relaterer højre side sig til det mere maskuline aspekt – til handling, struktur, målrettethed og ydre verden. Hvis det er her, du mærker smerter eller spændinger, kan det være et tegn på indre konflikter omkring at handle på dine behov, tage beslutninger, stå ved dig selv eller skabe forandringer i dit liv. Måske siger du ja, når du mener nej. Måske udskyder du det, der kalder, eller handler på noget, der ikke er i overensstemmelse med din sandhed.

Når vi begynder at betragte kroppen med nysgerrighed i stedet for frustration, og lytter til dens signaler uden modstand, åbner vi en helt ny vej ind i dyb healing. Kroppen forsøger ikke at sabotere dig – den taler til dig. Den visker, når du lytter, og den råber, når du bliver ved med at overhøre. Og jo mere vi tør være i kontakt med os selv, jo mere træder vi ud af præstationskulturens krav om at yde, fikse og please – og ind i et liv, hvor vi ikke måles på, hvor meget vi gør for andre, men på hvor ægte og nærværende vi tør være.

Et andet interessant perspektiv er kroppens for- og bagside. Bagsiden repræsenterer ofte vores fortid – det, vi bærer med os, men måske ikke altid er bevidste om. Her kan gamle oplevelser, traumer og følelser lagres. Forsiden derimod symboliserer nuet – det, vi viser verden, og det vi står i lige nu. Måske er din fortid stadig

tung at bære, eller måske kalder nuet på, at du begynder at stå
mere klart i dig selv.

Vi kan også betragte de bevægelige dele af kroppen som symbo-
ler på vores livsrejse. Benene – de, der bærer dig fremad – spør-
ger: Er du parat til at tage det næste skridt? Eller går du for hurtigt,
uden at mærke efter, og har du måske brug for at sætte farten lidt
ned og lande i dig selv?
Hofterne og bækkenet udgør dit fundament. De spørger, om du fø-
ler dig støttet i livet. Er du forbundet til dit ståsted – din indre tryg-
hed – eller vakler det?
Armene, som vi bruger til at række ud, handle med, arbejde og
skabe, peger på vores forhold til at give og modtage. Rækker du
for meget ud i forsøget på at opnå anerkendelse eller kærlighed?
Eller holder du dig tilbage, af frygt for afvisning eller fiasko?

Kroppen lyver aldrig. Den bærer hele dit liv i sig – alle dine erfarin-
ger, dine følelser, dine valg og de steder, hvor du endnu ikke har
givet dig selv lov til at stå fuldt ud. Den inviterer dig til at lytte, ikke
for at finde fejl, men for at finde hjem.

Kapitel 18

*"Healing handler om at FORSTÅ, hvordan du tager vare på
din krop, dit sind og din sjæl.
Det er din gave til dig selv at tage ansvar for dit helbred."*

At genvinde balance gennem ansvar og omsorg for dig selv

Når sygdom eller ubalance rammer, føles det ofte, som om noget udenfor os selv overtager styringen. Vi kan føle os magtesløse eller fanget. Men rejsen mod healing starter netop dér, hvor vi genkalder vores indre autoritet. Du er ikke kun et offer for omstændighederne – du er medskaber af din egen vej. Ved at tage ansvar for din krop, dine følelser og din livsstil, lægger du grundstenene til en ny form for balance. Det handler ikke om at bebrejde dig selv – men om at huske, at du bærer nøglen til din egen healing.

Kostændring og kosttilskud – næring som en vej til livskraft

Mad er ikke kun brændstof – det er information til kroppen. Og derfor har kosten en central rolle i enhver healingsproces. Jeg opfordrer dig til at vælge det, jeg kalder **solskinsmad**: økologisk, frisk, ren, levende mad – især grøntsager, som jorden lige har givet slip på. Her får kroppen både næring og livskraft.

Underskud af vitaminer og mineraler er almindeligt i perioder med stress, sorg eller sygdom. Et godt råd er at finde en fagperson, der kan teste, hvad netop din krop har brug for. Husk, det handler ikke om at tage piller for evigt – men om at støtte kroppen, indtil den er i balance igen.

At tage ansvar for dit helbred

Ingen andre end dig bor i din krop. Derfor er det kun dig, der kan tage ansvar for den. Læger, terapeuter og behandlere kan støtte, men din indre healings vej starter med én beslutning: *at du vil tage dig kærligt af dig selv.*

Selvom livet indimellem føles uretfærdigt eller ubærligt, er healing ikke afhængig af perfekte omstændigheder – men af villigheden til

at være nærværende med det, der er. Ikke for at kontrollere, men
for at støtte.

Bevægelse – aktivering som kærlig støtte

Healing kræver ikke hård træning, men **bevægelse**. Blid bevæ-
gelse, gåture i naturen, dans i stuen, stræk, der føles godt – alt
tæller. Når du bevæger dig, aktiveres kredsløbet, nervesystemet
falder mere til ro, og kroppen begynder at samarbejde med dig.
Bevægelse er ikke straf – det er et kærtegn til kroppen, et ja til li-
vet.

Intuition – din indre guide

Du *ved* mere, end du tror. Din intuition er en stille indre visdom,
som altid har været der – men måske er blevet overdøvet af an-
dres stemmer eller samfundets forventninger. Begynd at lytte igen.
Den kender vejen, selv når du ikke gør det med hovedet.

Forløsning: følelsernes plads i healing

Vi kan ikke heale noget, vi ikke har givet plads. Derfor er det vigtigt
at turde mærke, udtrykke og forløse de følelser, der har været
holdt tilbage.

Har du allerede lavet øvelsen: Mød følelsen og kald den ved navn
fra kapitel 16, kan du vende tilbage til den igen og igen. Følelser er
ikke lineære – de kommer i lag. Og når du har mødt det svære, så
husk også at nære det lette. Glæde. Latter. Forundring. De healer
lige så dybt som tårer.

Lær at tage imod støtte

At bede om hjælp er ikke en svaghed – det er visdom. At åbne sig for andre, og tage imod det, de ønsker at give, kan være en del af selve healingen. Vi er ikke skabt til at være alene med vores smerte.

Fordyb din spirituelle kontakt

Healing sker ikke kun i det fysiske – men i det energetiske, det sjælelige, det usynlige. Når du forbinder dig med det større – uanset om du kalder det Gud, kilden, den højeste bevidsthed eller noget helt fjerde – åbner du for en indre strøm af mening, fred og guidning.

At have noget at leve for

Livet har brug for formål. Og det behøver ikke være stort. Det kan være at tage dig af naturen, bare én plante. At give et smil til en fremmed. At skrive et brev, du aldrig sender. Hver lille gestus af mening bringer dig tættere på livsglæden.

At slippe kontrollen – og finde frihed

Kontrol er ofte en reaktion på tidligere svigt. En måde at sikre sig, at det ikke sker igen. Men det skaber spænding, ikke tryghed. Det er først, når vi begynder at føle os trygge – *uden* kontrol – at vi virkelig slipper.

Tilgivelse hjælper os her. Ikke som et krav – men som en frihed. Når vi tilgiver, klipper vi snoren til det, der binder os til fortiden. Det er ikke for den andens skyld. Det er for din.

Vælg dig selv til – og giv slip på det, der ikke nærer dig

Det er ikke egoistisk at vælge dig selv. Det er nødvendigt. Ikke alle relationer skal følge os hele livet. Nogle mennesker er her kun i en periode – og når deres tid er ovre, er det en gave at slippe med taknemmelighed.

Tillad dig at lukke døre, der ikke længere føles rigtige. Gør det i kærlighed. Så åbner livet nye – som matcher den, du er blevet.

Drømme – livets brændstof

Drømme giver farve til livet. Hvad længes du efter? Hvad kalder på dig? Det er ikke vigtigt, at det er realistisk – det vigtige er, at det nærer din sjæl.

Spørg dig selv:
Hvad ville jeg gøre, hvis jeg ikke var bange? Hvad kan jeg gøre i dag – bare en lille ting – for at ære den drøm?

Din gave til dig selv

At tage ansvar for dit helbred er ikke hårdt arbejde – det er en kærlighedshandling. Ikke en straf, men en gave. Når du begynder at vælge dig selv til, begynder kroppen at samarbejde. Sjælen får luft. Og livet føles mere som et hjem end en kamp.

*"Din krop lyver aldrig.
Den bærer dine sandheder, indtil du er klar til at høre dem."*

Kapitel 19

*"Sygdom er ikke bare et biologisk problem, det er en reaktion
på unormale omstændigheder.*

*Når vi behandler vores kroppe som maskiner, hvor vi kun fokuse-
rer på at lindre symptomer med stresshormoner som steroider,
glemmer vi, at sygdom også er en læring.*

*Hvad sker der, når vi ser sygdom som et tegn på,
at vi har undertrykt vores følelser eller behov?*

*Vi skal ikke bare bekæmpe sygdommen – vi må spørge os selv,
hvad den har at lære os om vores liv,
vores relationer og hvordan vi behandler os selv."*

Medicin er meget interessant

Hvis du går til en hudlæge med betændt hud, hvilken slags creme vil de give dig? Steroid creme. Hvis du går til en reumatolog med et betændt led, hvilken medicin vil de give dig? Steroid - meget ofte. Hvis du går til en lungespecialist med astma, hvilken slags inhalator får du? Steroid. Hvis du til en gastroenterolog med de betændte tarme, hvilken slags medicin får du? Steroider.

 Hvad er steroider?

De er kopier af kortisol. Hvad er kortisol? Stresshormonet.

Vi behandler alt med stresshormoner. Måske skulle vi tænke på, at stress har noget at gøre med hvordan disse tilstande opstår.

Det grundlæggende problem er kapitalismen, eller jeg skulle snarere sige materialisme. Så længe forskning er drevet af medicinalvirksomheders overskud, hvad vil så drive uddannelsen af læger udover medicinalvirksomheders profitmotiv?

Mennesker skal ses som automater, som værende uden de følelsesmæssige behov eller åndelige behov.

Efterhånden som globalisering og globaliseret materialisme breder sig over hele verden, så breder autoimmune sygdomme sig over hele verden i samfund, der næsten ikke kendte dem før.

Sygdommene, hvad enten de er psykiske eller fysiske, er normale reaktioner på unormale omstændigheder.

Og det, vi anser som normalt i samfundet, er ofte temmelig sindssygt. I det mest sundhedsbesatte menneskelige samfund nogensinde, er alt ikke godt. I USA, det rigeste samfund i historien, halvdelen af borgerne har kroniske lidelser, som forhøjet blodtryk eller diabetes.

Sygdom er, når en del af en organisme begynder at virke mod den overordnede fordel for organismen. Ved en autoimmun sygdom angriber immunsystemet værtsorganismen. Et system, der er designet af naturen til at beskytte dig, vender sig imod dig. Celledeling, som er beregnet til at være i koordination med behovene fra en hel organisme løber løbsk, og du får kræft.

Vi må altid finde ud af, hvad der er galt med den enkelte celle eller hvordan man dræber den unormale celle.

Desværre er behandlingen begrænset til den biologiske plan. Enten skærer vi det ud, vi forgifter det, eller vi brænder det. Det er vores tilgang til behandling af kræft.

Kronisk sygdom er en måde, hvorpå kroppen siger nej, når en person undertrykte sit nej for at passe ind.

Jeg siger, når en sygdom kommer kan vi bare se på det som en gene at slippe af med, og en fjende at bekæmpe, eller vi kan sige, okay, sygdommen er her nu. Hvad er lærdommen? Det betyder ikke, at vi ikke accepterer behandling, eller at vi ikke gør vores bedste for at blive helbredt. Men som en del af denne helingsproces spørger vi faktisk os selv, hvad betyder det for mit liv og for mine forhold, især om, hvordan jeg behandler mig selv?

Hvad er lærdommen?

Jeg vil stille et dumt spørgsmål. Hvad var du vred over og ked af?

Dr. Gabor Maté

"Sygdom er ikke en fjende. Den er et spejl.
Et kald på opmærksomhed. Og i nogle tilfælde:

En invitation til forvandling."

Gabor Maté (udtales GAH-bor MAH-tay) er en pensioneret læge, som efter 20 års familiepraksis og erfaring med palliativ pleje arbejdede i over et årti i Vancouvers Downtown East Side med patienter udfordret af stofmisbrug og psykisk sygdom. Bestsellerforfatteren til fem bøger udgivet på næsten 40 sprog, inklusive den prisvindende In the Realm of Hungry Ghosts: Close Encounters With Addiction , Gabor er en internationalt anerkendt foredragsholder, der er meget eftertragtet for sin ekspertise inden for afhængighed, traumer, barndomsudvikling og forholdet mellem stress og sygdom. For sit banebrydende medicinske arbejde og forfatterskab er han blevet tildelt Order of Canada, hans lands højeste civile udmærkelse, og Civic Merit Award fra sin hjemby, Vancouver. Hans seneste bog, The Myth of Normal: Trauma, Illness and Healing in a Toxic Culture er en New York Times og international bestseller.

Kapitel 20

*"Når vi forstår,
at kvantefysik ikke kun beskriver verden omkring os,
men også vores indre energi, opdager vi,
at vi har langt større magt
til at skabe vores eget liv, end vi normalt er opmærksomme på."*

Kvantefysikken og energi: Vi er alle energi

Når vi taler om energi, er det vigtigt at forstå, at vi faktisk er energi. Dette kan lyde abstrakt, men kvantefysikken har gjort det muligt for os at forstå, at vi alle, som alt andet i universet, er opbygget af energi. Vi er ikke blot fysiske væsner, men levende energiformer, der interagerer med verden på et dybere, kvantemekanisk niveau.

Når vi ser på verden gennem kvantefysikkens linse, opdager vi, at alt – mennesker, stjerner, objekter, ja, selv luft – er sammensat af atomer. Og disse atomer er i sig selv opbygget af subatomare partikler som kvarker og elektroner. Det mest fascinerende ved disse partikler er, at de ikke er faste objektive enheder, men energiformer, der bevæger sig i spiral- og vibrerende bevægelser. De er ikke "stoffer", som vi ofte opfatter dem, men snarere energispiraler – noget, der minder om tornadoer i bevægelse.

Når vi ser på et fysisk objekt, som en stol, en bil eller et hus, føler vi det som noget "fast", noget, vi kan røre ved og føle. Men i virkeligheden er disse objekter ikke faste på den måde, vi normalt tænker på. De er sammensat af atomer, der består af kvarker og elektroner, som vibrerer og roterer i bestemte frekvenser. Den energi, der driver disse bevægelser, er så intensiv, at den skaber den illusion af fasthed. Hvis vi ser nærmere på det på kvanteniveau, er det tydeligt, at alt, hvad vi ser omkring os, faktisk er energi i konstant bevægelse.

Mennesket som energi

Dette gælder også for mennesker. Vi er ikke kun fysiske kroppe; vi er også levende energisystemer, der er sammensat af celler, som udsender energi – eller mere præcist, biofotoner. Disse biofotoner er lyspartikler, der vibrerer i bestemte frekvenser, og det betyder, at vi hver især har en unik energetisk signatur. Denne signatur er så unik, at det næsten kan sammenlignes med et fingeraftryk, og den stammer fra den specifikke struktur af vores DNA.

Din personlige energi, din frekvens, er derfor et resultat af dine unikke genetiske informationer, som afspejles i de biofotoner, dine celler udsender. Dette betyder, at vi som mennesker er unikke i vores energi, og det gør, at vi kan mærke og interagere med hinandens energifelter på måder, vi måske ikke altid er bevidste om.

Et godt eksempel på denne energi er, hvordan mennesker – selv uden at tale – kan føle hinanden. Dette sker for eksempel mellem enæggede tvillinger, som er genetisk identiske, men det sker også mellem mennesker, der ikke deler genetisk materiale. Du har sikkert oplevet at være i et rum og føle, at nogen kigger på dig, selvom du ikke kan se dem. Dette sker, fordi vi, som alle andre levende væsener, udsender og opfanger energi, der går langt ud over de fysiske sanser.

Energiens rolle i healingen

Det, som jeg har erfaret i mit eget liv, og som kvantefysikken understøtter, er, at vores energi kan heales og ændres. Vores følelser, tanker og stress påvirker denne energi og kan føre til blokeringer eller ubalancer i vores energisystem. Når vi lærer at forstå og arbejde med vores egen energi – for eksempel ved at blive opmærksomme på de følelser og tanker, vi har – kan vi begynde at skabe balance i vores system.

Ved at arbejde med energien i vores kroppe og mindske de mentale og fysiske blokeringer kan vi opnå bedre helbred, mere indre ro og et dybere forhold til os selv og verden omkring os. Det er som om, vi kan tune vores egen frekvens til at være i harmoni med den omgivende verden – på et dybere niveau af forståelse og interaktion, som vi måske ikke altid er bevidste om, men som stadig spiller en stor rolle i vores liv.

Vi skaber vores liv

Vi har langt større indflydelse på det liv, vi lever, og det liv, vi skaber, end vi ofte er opmærksomme på. Kvantefysikken viser os, at alt, hvad vi oplever – fra vores fysiske kroppe til vores følelser, tanker og handlinger – er et resultat af de energier og frekvenser, vi udsender og modtager. På et dybere niveau er vi i konstant samspil med universets energifelter, og vores bevidsthed har en direkte indflydelse på, hvordan vores liv udfolder sig.

Det betyder, at vi er skabere af vores egen virkelighed. Når vi forstår, at vi er energi i bevægelse, og at vores tanker, følelser og handlinger påvirker den energi, vi udsender, kan vi begynde at forstå, at vi har magten til at forme vores liv på en bevidst måde. Det handler ikke længere om at være et offer for de omstændigheder, der opstår omkring os, men om at tage ansvar og skabe det liv, vi ønsker at leve.

Denne forståelse giver os friheden til at ændre vores liv ved at ændre vores indre energi – vores tanker, følelser og overbevisninger. Hvis vi er i stand til at ændre vores vibration og indre tilstand, vil vi begynde at tiltrække nye muligheder, relationer og erfaringer, der afspejler vores ændrede energifrekvens. Vi bliver med andre ord aktive medspillere i vores egen skabelse, i stedet for passive ofre for livets begivenheder.

Når vi tager denne viden til os og forstår, at vi er skabere af vores liv, åbner vi op for en verden af muligheder. Vi kan begynde at tage ansvar for vores helbred, vores relationer og vores personlige udvikling på en måde, som giver os magten til at forme vores liv på den måde, vi ønsker. Vi kan begynde at skabe en virkelighed, der er mere i overensstemmelse med vores indre ønsker og værdier, og i sidste ende leve et liv, der er fuld af glæde, formål og harmoni.

Jeg vil anbefale dig at læse mere af Henning R Jensen www.kvan-
telivet.dk

Og cellebiolog Bruce Lipton. Han har skabt en forståelse for, hvor-
dan vores krop påvirkes af vores tanker og følelser. Han er samti-
dig grundlæggeren af den videnskab, der kaldes Epigenetik, dvs.
viden om hvordan gener styres af det miljø, de befinder sig i.
www.brucelipton.com

Kapitel 21

*"Mennesket lider ikke kun, fordi det er sygt,
men også fordi det er blevet fremmed for sig selv."*
– Ukendt

At vende hjem

Mange mennesker søger healing udenfor sig selv – hos eksperter, behandlere, i kostplaner og kurser. Og selvom støtte udefra kan være både nødvendig og livsforandrende, begynder den dybeste healing ofte **indefra**.

Det er her, hvor du vender opmærksomheden hjem til dig selv. Hvor du ikke forsøger at reparere dig, men i stedet forbinder dig med det, der allerede er helt.

Når vi har været i sygdom, stress eller krise, har vi ofte levet længe i en slags overlevelsesmodus. Kroppen er anspændt, tankerne kører i ring, og kontakten til nuet forsvinder.

At bevæge sig ud af overlevelse er ikke et kvantespring – det er en blid og tålmodig bevægelse. Det handler om at genlære, hvordan det føles at være **i ro**, at mærke sin krop uden angst, og at lytte til sjælens visken i stedet for egoets krav.

Sjælens sprog – intuition og stilhed

Din sjæl taler ikke i højlydte sætninger eller skemaer. Den hvisker. Den taler gennem stille fornemmelser, dybe længsler og uventede indskydelser. Derfor kræver det ro og nærvær at høre den.

Intuition er ikke magisk – det er en naturlig sans, som alle har adgang til.
Men den drukner let i støjen. Derfor må du skabe plads til stilhed. Ikke som fravær af lyd – men som et rum, hvor du ikke skal præstere eller løse noget.

> *"Stilhed er ikke tomhed.*
> *Den er fyldt med svar."*

At være hel, ikke perfekt

En af de største misforståelser om healing er, at vi skal blive
bedre. Mere glade, mere bevidste, mere "rigtige". Men healing
handler ikke om at blive perfekt – det handler om at **blive hel**.

Det betyder, at vi lærer at rumme os selv. Også de dele, vi plejede
at skjule.
Den vrede, den skam, den sorg vi aldrig fik lov at vise. Når vi giver
os selv lov til at være hele mennesker, begynder noget i os at falde
til ro.

Et indre hjem

*"Hvis du bringer bevidsthed til det, du føler, og nærvær til det, du
er – så begynder kroppen og sjælen at finde hinanden igen."*

Healing er ikke et mål – det er en rejse.
Og hver dag, hvor du vælger at forbinde dig med dig selv i stedet
for at flygte fra dig selv, bevæger du dig hjemad.

Du er ikke alene. Du har dig. Og det er et smukt sted at starte.

Øvelse: "Ind i kroppen igen"

Denne øvelse kan gøres liggende eller siddende. Formålet er at *komme hjem til kroppen*, uden at ville ændre eller fikse noget.

1. Find et stille sted. Luk øjnene. Træk vejret naturligt.

2. Mærk dine fødder. Ikke tænk om dem – men **mærk dem**. Læg mærke til varme, kulde, prikken, tunghed.

3. Bevæg dig langsomt op gennem kroppen – ben, bækken, mave, bryst, arme, hals, hoved.

4. Giv hvert område 5-10 sekunder af din opmærksomhed, som en stille indre berøring.

5. Når du når toppen af hovedet, så hvil hele dit nærvær i kroppen som en helhed.

6. Sig stille for dig selv:

"Det er okay at være her. Jeg må godt være, som jeg er."

Du behøver ikke analysere noget – bare være. Som du ville være med et barn, der har brug for tryghed.

Refleksion: At lytte indad

Vi er opdraget til at lytte til andre. Til regler, eksperter, systemer. Men hvad sker der, hvis du begynder at stole på din egen stemme?

Prøv at reflektere over disse spørgsmål – skriv gerne dine svar ned eller tal dem ud for dig selv:

- Hvad længes jeg efter, men giver ikke mig selv?

- Hvad plejer jeg at gøre for at undgå at mærke mine følelser?

- Hvornår følte jeg mig sidst virkelig levende?

- Hvad er jeg træt af at bære på?

Du behøver ikke finde svarene nu – bare stil spørgsmålene med venlighed. Svarene kommer, når du er klar.

Din daglige gave: 10-15 minutter i nærvær med dig selv

Giv dig selv 10-15 minutter hver dag – en stille stund, hvor du vender opmærksomheden indad.
Morgen, eftermiddag eller aften – vælg det tidspunkt, der føles naturligt for dig.

Denne praksis er ikke en præstation, du skal lykkes med, men en blid, nærende gestus til dig selv.
Det handler ganske enkelt om at være sammen med dig selv i kærlighed og nærvær.

Lyt til din egen rytme.
Vælg en to eller måske tre øvelser dagligt. Måske ændrer behovene sig med tiden – og det er helt, helt som det skal være.

Du vil opdage, at nærvær med dig selv ikke kræver meget tid.
Et par dybe åndedrag, et øjebliks stilhed – og du er allerede i gang.

Skab et lille rum (5-10 min)

Find et roligt hjørne, hvor du kan være uforstyrret. Det behøver ikke være perfekt – bare dit. Tænd evt. et stearinlys, læg et tæppe eller find en pude, som gør det rart at sidde eller ligge.

Forbundet vejrtrækning (3 min)

Sæt dig eller læg dig godt til rette. Luk øjnene og træk vejret ind gennem næsen og ud gennem munden. Forestil dig, at du ånder ind i hjertet og ånder ud fra maven.
Gør dette i 10-15 dybe, bevidste vejrtrækninger.
Sig evt. for dig selv:

"Jeg trækker ro ind. Jeg giver spænding slip."

Journaling – lyt til din inderside (5 min)

Svar på ét af følgende spørgsmål hver dag – skift mellem dem efter behov.
Svar, uden at tænke for meget – lad det flyde.

Journaling-spørgsmål:

- Hvad prøver min krop at fortælle mig?

- Hvilken del af mig længes efter at blive hørt?

- Hvilket "nej" har jeg ikke fået sagt højt endnu?

- Hvad har været en lille glæde i dag?

En lille selvkærlig handling (5 min)

Vælg én ting, du kan gøre i dag for at være god ved dig selv.
Det kan være:

- En varm kop te i stilhed

- At gå en lille tur uden mobil

- Et varmt bad, langsom musik, eller at nusse dit eget hjerte

- At sige nej til noget, du ikke har overskud til

- At række ud til en, du stoler på

"Selvkærlighed er ikke et mål. Det er en praksis."

Guidet meditation i tekstform

Titel: "Jeg er tryg i mig"
(du kan læse den højt for dig selv eller optage og afspille)

Sæt dig godt til rette – eller læg dig ned et sted, hvor du kan være uforstyrret.
Luk langsomt øjnene.
Tag en dyb, blid indånding gennem næsen... og giv slip med et suk gennem munden.
Lad skuldrene falde lidt dybere ned.
Giv slip i kæberne, i panden, i maven.
Lad kroppen vide, at den ikke behøver holde fast i noget lige nu.

Træk vejret roligt ind igen.
Forestil dig, at hvert åndedrag blidt kærtegner dit indre – som en lun brise på en varm sommerdag.
Med hver udånding giver du slip på lidt spændinger, tanker og bekymring.

Forestil dig nu, at du sidder i et varmt, roligt rum.
Rummet er fyldt med et blidt, gyldent lys.
Lyset danser blødt omkring dig, som en krar omfavnelse.
Det trænger ind i huden, ind i kroppen – og fylder dig med en følelse af fred, varme og tryghed.

Dette lys bærer en visdom:
At du allerede er hel, præcis som du er.
At du ikke behøver præstere noget, bevise noget, ændre noget.
Lige nu må du bare være.

Læg mærke til, hvordan lyset lægger sig som et varmt tæppe omkring dine fødder.
Hvordan det langsomt stiger op omkring anklerne, læggene, knæene.
Videre op over hofterne, maven, brystkassen.
Op omkring skuldrene, nakken, hovedet.

Når du er klar, begynder du stille at gentage for dig selv:

"Jeg er tryg"
"Jeg er elsket, også når jeg hviler."
"Alt i mig er velkommen."

Mærk, hvordan ordene ikke bare bliver sagt – men hvordan de falder som frø ned i dit hjerte, hvor de langsomt begynder at spire. Hvert ord en lille strøm af lys, der løber gennem kroppen og opløser gamle spændinger, gamle fortællinger om ikke at være nok.

Mærk åndedrættet.
Mærk kroppen, der blidt løfter og sænker sig med hvert åndedrag.
Mærk hjertets stille slag, som et roligt anker i dig.

Forestil dig, at du med hver indånding trækker endnu mere lys og tryghed ind.
Og med hver udånding slipper alt, hvad du ikke behøver bære længere.

Bliv her lidt længere.
I varmen.
I lyset.
I følelsen af at være helt, helt hjemme i dig selv.

Afslut langsomt ved at tage tre dybe, bevidste åndedrag.
Bevæg blidt fingre og tæer.
Og når du er klar, åbner du øjnene – og bærer roen med dig videre.

Journaling-spørgsmål til dybere refleksion

Disse spørgsmål kan du bruge til ugentlig refleksion – evt. i week-
enden eller ved nymåne / fuldmåne, hvis du er til den slags. Brug
dem som spejle, ikke som krav.

Indre refleksion:

- Hvad er jeg stolt af, selvom jeg sjældent anerkender det?

- Hvad i mig længes efter at blive healet?

- Hvad forsøger jeg stadig at kontrollere – og hvad vil der
  ske, hvis jeg slipper det?

- Hvornår føler jeg mig mest forbundet til noget større?

Om relationer:

- Hvem føles nærende at være sammen med?

- Hvem føler jeg, jeg skal "passe ind" hos?

- Hvilke relationer skal jeg vande – og hvilke skal have fred?

Livsretning og mening:

- Hvad er vigtigt for mig – bag støjen, bag forventningerne?

- Hvis jeg levede helt i overensstemmelse med min sandhed
  – hvad ville ændre sig?

Daglige mantraer og citater til healing

Et mantra er godt at bruge, fordi det skaber fokus, ro og nærvær. Når du gentager et mantra – højt eller indeni – giver du sindet noget enkelt at holde fast i, så det ikke så let flyder væk i bekymringer, tanker eller uro. Mantraet fungerer næsten som en rytmisk nøgle, der åbner døren til en dybere indre tilstand.

1.

"Jeg er på min egen rejse, og jeg går i mit eget tempo."

2.

"Healing sker i det stille, i det bløde, i det ærlige."

3.

"Det er trygt at være mig. Jeg må godt være præcis, som jeg er."

4.

"Min krop er klog. Jeg lytter med kærlighed."

5.

"Jeg slipper alt det udtjente."

6.

"Intet i mig er forkert. Alt i mig ønsker blot at blive mødt."

7.

"Jeg vælger at samarbejde med livet, for det vil mig det godt."

8.

"Mit hjerte kender vejen – jeg øver mig i at lytte."

9.

"Jeg er ikke bagud. Jeg er der, hvor jeg skal være."

10.

"Der findes en ro i mig, som ingen ydre storm kan tage."

11.

"Hver dag er en ny mulighed for at vælge mig selv til."

12.

"Min healing er hellig. Den kræver kun nærvær."

13.

"Det vigtigste er ikke at forstå alt – men at være med det, som er."

14.

"Jeg fortjener kærlige relationer, hvor jeg kan være mig."

15.

"Det, jeg søger, findes allerede inde i mig."

Du kan f.eks. vælge ét mantra for ugen eller én pr. dag, og gentage det stille for dig selv flere gange dagligt – måske når du vågner, i badet, mens du går en tur, eller lige før du falder i søvn.

Lær dine følelser at kende igen

I en verden, hvor vi konstant bliver opfordret til at tænke, præstere og handle – har mange af os glemt, hvordan vi mærker. Vi har lært at *lukke ned*, at "tage os sammen", at gemme vores følelser væk i kroppen. Men det, vi gemmer væk, forsvinder ikke. Det venter. På ro. På tilladelse. På dig.

Øvelse: Blid kontakt med dine følelser

Denne øvelse kan gøres hvor som helst, når som helst. Du skal blot give dig selv nogle minutters ro og nysgerrighed.

1. Luk øjnene og bring et minde frem, hvor du følte dig *ægte glad* – måske et barnligt grin, en god samtale, noget smukt i naturen.

2. Træd ind i mindet. Mærk lyset, duftene, lydene.

3. Spørg stille: – "Er det dig, glæde?" – "Er det dig, fred?" – "Er det dig, kærlighed?"

4. Mærk kroppens respons. – Hvis noget i dig bliver varmt, let, åbent → Du har ramt. – Hvis du føler spænding eller ubehag → Prøv et andet ord.

5. Sig til følelsen: "Du må gerne være her." Giv den plads. Du behøver ikke forstå den – bare byde den velkommen.

"Følelser er ikke farlige.
De er kompasnåle i din indre verden."

Refleksion: Hvad har jeg brug for?

Tag denne refleksion med dig ind i din dag, eller skriv den ned i en dagbog:

- Hvad føler jeg lige nu?

- Er det en velkendt følelse – eller en, jeg sjældent giver plads?

- Hvad ville det betyde at byde den velkommen – uden at fikse den?

"Disse øvelser er ikke en flugt fra livet, men en vej hjem til det.
Når du sætter dig i stilheden, lærer du at høre,
hvad der virkelig kalder indeni."

Når livet larmer – sæt dig ved havet

Hvis du oplever, at livet er tungt. At tankerne larmer, følelserne
vælter rundt og det hele er næsten uudholdeligt – så skal du ikke
løbe væk.
Du skal sætte dig ned.

Mange vælger at dulme uroen med aktivitet. En løbetur kan give et
kort øjebliks ro, ja – men så snart pulsen falder, vender uroen til-
bage. Den indre støj har blot fået en kort pause.

Du må gøre noget andet. Noget, der går imod det rastløse ego-
sind.
Tag en beslutning – en indre forpligtelse – om at gå ud til havet.
Find en strand, en klit, en sten, en bænk.

Sæt dig ned.
Bliv siddende.
Med lukkede eller åbne øjne – det er lige meget.
Hav varmt tøj på, så du kan blive. Også når kroppen vil op og gå.
Også når rastløsheden prikker og egoet råber, at du spilder tiden.

Bliv siddende.

I 30 minutter. En time. To.
Lige indtil du mærker det "klikker" indeni – overgivelse!
Et øjeblik hvor tankerne falder til ro, følelserne lander, og noget i
dig samler sig igen. En stille indre fred, som du ikke præsterede
dig hen til – men sad dig ind i.

Du går ikke hjem, før det klikker.

Naturfolket vidste det: Stilheden i naturen er medicin.
Bibelen taler om hvile. Om at stoppe op og lade sjælen finde hjem.
Men vores kultur har glemt det. Vi har lært at løbe videre, fikse,
præstere.

Du må huske det igen. At der findes en vej hjem – og den går gennem stilheden, gennem naturen, gennem dit nærvær.

Start med at sætte dig ved havet.

Når det hele larmer – ikke bare udenfor, men *indeni* – så er det ikke aktivitet, du har brug for. Det er *stilhed*. Ikke som flugt, men som *modstand mod flugten*.

"Du kan ikke tænke dig til fred.
Du må give den plads til at lande."

"Når du sidder længe nok i stilheden,
begynder din sjæl at tale igen."

Kapitel 22

*"Livet banker på – ikke for at forstyrre dig,
men for at vække dig."*

Livet VIL leves

Vi tror nogle gange, at vi skal beskytte os mod livet – at det er for voldsomt, for kaotisk, for ukontrollérbart.
Og ja, livet kan til tider være en storm, der vælter os bagover, tager pusten fra os og gør os bange.
Men livet er også dét, der banker i dit bryst lige nu.
Det er dét, der gror i dig, længes, elsker, drømmer.

Når vi forsøger at lægge låg på vores længsler, holde os selv nede og blive "fornuftige", er det som at prøve at forhindre en blomst i at blomstre.
Det kan lykkes for en tid.
Men naturen – din natur – vil altid finde vej.

Et kærligt brev fra livet til dig

Kære du,
Jeg er ikke her for at skræmme dig. Jeg er ikke din fjende.
Jeg er din rejsekammerat, dit indre fyrtårn.
Jeg banker på, når du glemmer, hvem du er.
Når du gemmer dig.
Når du tror, du skal være noget andet end dig selv.
Jeg banker, for at sige: "Kom hjem."
Ikke til en ydre destination, men hjem til dig selv.
Til dit hjerte.
Til det, du ved inderst inde.

Kærligst
Livet

Tillid til livet

"Du behøver ikke kende hele vejen.
Du skal bare tage det næste skridt – med tillid."

Tillid er ikke fraværet af frygt.
Tillid er at bevæge sig, *selvom* frygten hvisker.
At sige: "Jeg ved ikke, hvordan det ender – men jeg vælger at gå videre."

Det er ikke naivitet. Det er en dyb, stille viden om, at livet vil dig noget godt, selv når du endnu ikke kan se meningen.

Livet har sin egen rytme, en strøm, en visdom, som ligger dybere end alt, hvad du kan tænke dig frem til.
Når du slipper behovet for at kontrollere alting, vil du opdage, at du bliver båret.
Og det er her, magien begynder.

"Når jeg slipper, begynder livet at arbejde sammen med mig."

Tillid som en indre muskel

Tillid er som en muskel.
Den skal næres, øves, mindes.

Hver gang du tager et lille skridt i tillid, styrkes den.
Hver gang du siger "ja", uden at kende hele svaret, bekræfter du, at livet ikke er imod dig, men med dig.

Tillid betyder, at du ikke længere behøver at kæmpe for alt med hårde hænder.
Du kan række dem op og sige:

"Jeg ved ikke hvordan – men jeg er klar til at tage imod."

Et citat til dit spejl:

"Slip dine planer. Lyt til dit hjerte. Livet har allerede styr på resten."

Kærlighed som vej

"Kærlighed er ikke noget, du finder.
Det er noget, du vælger – igen og igen."

Kærlighed er ikke kun noget, der findes i romantiske forhold.
Det er en måde at være i livet på.
Et valg, du træffer hver eneste dag: at åbne dit hjerte – for dig selv,
for andre, for livet.

Kærlighed kan være blid som en sommerbrise.
Eller vild og modig som et stormvejr.
Nogle dage føles den som en varm hånd på hjertet, andre dage
som et åbent sår.
Men altid er den livets dybeste puls.

At elske kræver mod.
Mod til at elske sig selv, når man fejler.
Mod til at møde andre med venlighed, selv når de ikke forstår dig.
Mod til at tro, at du er værd at elske – præcis som du er.

Øvelse: Se dig selv med kærlige øjne

Denne øvelse inviterer dig til at møde dig selv, som du ville møde en kær ven:

1. Sæt dig et roligt sted, gerne foran et spejl.

2. Kig dig selv i øjnene og træk vejret langsomt.

3. Sig højt eller indeni:

   o "Jeg ser dig."

   o "Jeg accepterer dig."

   o "Jeg elsker dig."

4. Læg en hånd over dit hjerte og mærk varmen.

5. Giv dig selv et blidt indre smil. Du er her. Du er nok.

Gør øvelsen dagligt, også selvom det føles mærkeligt i starten. Kærlighed er også en vane, der kan vokse.

Daglige mantraer: Kærlighed

1. "Jeg er værd at elske – ikke på trods, men på grund af, hvem jeg er."

2. "Kærlighed er min natur. Jeg vælger at vende hjem til den."

3. "Jeg giver mig selv den kærlighed, jeg længes efter."

4. "Mit hjerte er stærkt nok til at være åbent."

5. "Jeg møder andre med venlighed – også når det er svært."

Refleksion: Kærlighed i mit liv

Tag papir og pen frem og skriv frit fra hjertet:

- Hvornår føler jeg mig mest forbundet med kærlighed?

- Hvordan viser jeg kærlighed til mig selv i hverdagen?

- Hvilken kærlighed savner jeg – og hvordan kan jeg selv begynde at give den?

Husk: du behøver ikke vente på, at nogen giver dig det, du har brug for.
Du kan begynde lige nu.

Kærlighed som healende kraft

Kærlighed forvandler.
Ikke nødvendigvis verden udenfor – men din måde at se verden på.

Når du elsker, ser du klarere.
Du dømmer mindre og forstår mere.
Kærlighed er ikke svaghed.
Det er styrke, der vælger blødhed.

"Kærlighed er ikke en destination.
Det er måden, du går vejen på."

Et citat til dit hjerte:

"Kærlighed begynder ikke i et andet menneskes øjne –
den begynder i dit eget blik."

At vende hjem til kroppen – og til dig selv

"Kroppen er ikke din modstander. Den er din allierede, din gamle ven, din vejviser hjem."

Gennem hele denne rejse har du måske opdaget, at healing ikke blot handler om at få det bedre. Den handler om at komme tættere på dig selv. Om at tage plads i dit eget liv. Om at lytte, ikke bare med hovedet – men med hjertet, med kroppen, med sjælen.

Kroppen har aldrig været imod dig. Selv i smerte har den forsøgt at fortælle dig noget vigtigt. Når vi ser sygdom som fejl, som noget vi skal "fikse", misser vi invitationen. For nogle beskeder kan ikke forstås med logik alene. De skal mærkes. De skal leves.

"Du er ikke her for at overleve livet – du er her for at leve det."

Der er noget i dig, som længes. Ikke nødvendigvis efter store svar, men efter forbindelse. Efter ro. Efter sandhed. Og måske har du, i mødet med dine symptomer, mærket det kald. Måske har din krop sagt:
"Hør mig."
"Se mig."
"Elsk mig."

Det er ikke altid behageligt, og det er sjældent nemt. Men det er ægte. Og det er her, hvor forvandlingen begynder.

Dagligt mantra – til dit videre liv

*"Jeg går ikke tilbage til, hvem jeg var.
Jeg går hjem til, hvem jeg er."*

Afslutning

"Transformation begynder, når vi ser os selv med nye øjne.
Healing er ikke en præstation, men en bevægelse –
en rejse hjem til det i os, der er sandt og levende.
Du er ikke et projekt, der skal fikses,
men et menneske, der skal mødes."

At gå vejen videre

Denne bog slutter her – men din rejse gør ikke.
Det, du har læst, mærket og erfaret, lever videre i dig.
Det har slået rødder, måske stille, måske kraftfuldt – og det vil
vokse med dig, i dit tempo, på din måde.

Du kan vælge at:

- fortsætte med at lytte til kroppen

- møde dig selv med mildhed

- give plads til følelser – alle følelser

- stole mere på din intuition end på din indre kritiker

- huske, at healing ikke er lineær – men cirkulær, bølgende,
  levende

Der vil komme dage, hvor du glemmer.
Dage, hvor du tvivler, hvor du falder tilbage i gamle mønstre.
Det er en del af vejen.
Men husk: du har allerede plantet en dybere visdom i dig.
En erindring om, at du altid kan vende hjem.

En afsluttende invitation

Livet vil leves.
Ikke bare overleves.

Og kroppen, med alle sine signaler og sansninger, forsøger ikke at
straffe dig – den forsøger at vække dig.
Den visker: "Se mig. Hør mig. Elsk mig."

Du er ikke alene.
Du er ikke forkert.
Du er ikke for meget.

Du er en del af noget større, og du er – allerede nu – nok.

Så selv når det gør ondt...
...læg en hånd på dit hjerte og sig blidt:
"Jeg er her nu. Og det er nok."

En rejse hjem

"Transformation begynder, når vi ser os selv med nye øjne.
Healing er ikke en præstation, men en bevægelse –
en rejse hjem til det i os, der er sandt og levende.
Du er ikke et projekt, der skal fikses,
men et menneske, der skal mødes."

Når vi begynder at se de usynlige mønstre, som har formet vores
valg, vores relationer, vores selvbillede –
sker der noget stille og vigtigt.
Noget vågner.
Bevidstheden åbner sig, og med den vokser muligheden for at leve
mere frit, mere ægte.

Det ubevidste sind vil altid forsøge at beskytte dig.
Men de gamle strategier, der engang var nødvendige, kan i dag
spænde ben for det liv, du længes efter.
Når du ser dem med milde øjne, kan du begynde at løsne deres
greb.
Ikke ved at kæmpe imod dig selv – men ved at møde dig selv med
tålmodighed, medfølelse og en villighed til at forandre.

Healing er ikke en lineær proces.
Det er en bevægelse.
En blød cirkel, en bølge, et levende åndedrag, hvor du langsomt
slipper det, der ikke længere tjener dig –
og skaber plads til det, der nærer.

Når du tør gå hjem til dig selv, åbner du døren til noget større.
Ikke kun til en ny fremtid – men til en dybere fred i nuet.
Du bliver ikke længere fanget i fortidens skygger, men fri til at leve
i din egen sandhed.

Transformation er mulig.
For os alle.
Og den begynder, når vi ser os selv med nye øjne.

En rejse i forståelse

Du har bevæget dig gennem krop, sind og følelser.
Måske har noget genklang.
Måske blev noget nyt åbnet.
Eller måske blev du blot mindet om noget, du altid har vidst.

Uanset hvad du tager med dig herfra, så husk:
Der findes ikke én rigtig vej.
Der findes kun din.

Denne bog har ikke været her for at give dig alle svarene.
Den har blot stillet de spørgsmål, som måske kan bringe dig tæt-
tere på dig selv.

Når viden bliver til visdom

Ægte healing sker ikke i ordene alene.
Den sker i kroppen, i følelsen, i oplevelsen.
I dét, du tør mærke, og i dét, du vælger at gøre.

Brug denne bog som en ven, et spejl, et kompas.
Vend tilbage til den, når du har brug for en påmindelse om, hvem
du i virkeligheden er.

Dine næste skridt kan være små og enkle:

- Genlæs et kapitel, der rørte noget i dig.

- Del en tanke med et menneske, der virkelig ser dig.

- Søg støtte i et fællesskab, hvor du kan være dig selv.

- Skab små ritualer, der holder dig forbundet til din indre stemme.

Healing starter med dig.
Men den slutter aldrig.
For selvudvikling er ikke en destination.
Det er en måde at leve på.

Tak

Tak fordi du læste.
Tak fordi du mærkede.
Tak fordi du gav dig selv denne tid og opmærksomhed.

Tak fordi du mødte dig selv.

Må din rejse fortsætte med mildhed, med mod og med en dyb kontakt til det i dig, der altid har været sandt og levende.

Forstå – og forvandl.

*"Det kræver mod at føle,
men uden følelser bliver livet stille.*

*Det er i hjertets bevægelser,
vi husker, at vi er i live."*

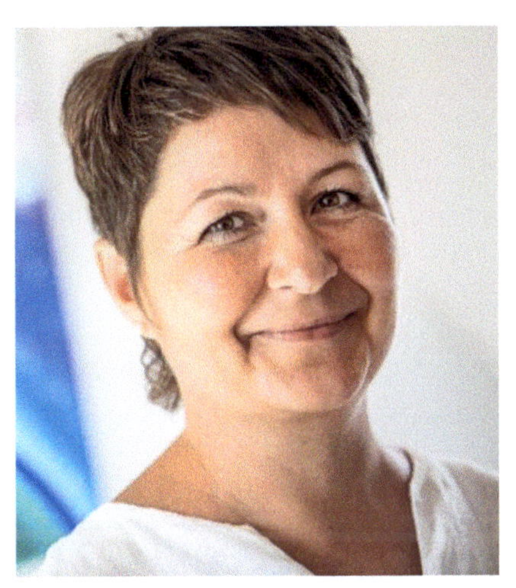

Om forfatteren

Belinda Munch er healer, hypnoterapeut og metakognitiv stresscoach med en særlig passion for traumehealing og helhedstænkning. Hun har siden 2009 arbejdet i egen klinik, hvor hun har hjulpet mange mennesker med både psykiske og fysiske udfordringer – herunder også klienter med alvorlige diagnoser.

Hendes tilgang bygger på en dyb respekt for kroppens intelligens. Med en helhedsforståelse, hvor **krop, sind og ånd** ses som uløseligt forbundne, arbejder Belinda med at forløse de dybere lag af gamle oplevelser og indre mønstre, der ofte ligger bag smerte og sygdom.

Hun er uddannet i psykotraumatologi og arbejder bl.a. med **DESTaR** – en traumeregulerende metode, der integrerer lys- og farveterapi.

I 2016 grundlagde hun **"Den Ny Tids Healerskole"**, en RAB-godkendt uddannelse for healere, som hun drev frem til 2024.

Belinda er kendt for sin nærværende og respektfulde tilgang, hvor målet ikke blot er lindring, men varig forandring. Hun ser det som sin opgave at støtte mennesker i at genetablere forbindelsen til deres egen indre viden, ressourcer og balance.